Eva Bergsträsser

Palliative Care bei Kindern

Verlag Hans Huber
Programmbereich Pflege

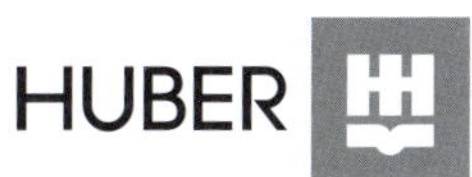

Eva Bergsträsser

Palliative Care bei Kindern

Schwerkranke Kinder begleiten, Abschied nehmen, weiterleben lernen

Verlag Hans Huber

Eva Bergsträsser. Dr. med., Leitende Ärztin Onkologie und Pädiatrische Palliative Care, Universitäts-Kinderspital Zürich – Eleonorenstiftung
E-Mail: eva.bergstraesser@kispi.uzh.ch

Lektorat: Jürgen Georg, Swantje Kubillus, Andrea Weberschinke
Herstellung: Daniel Berger
Fotos: Moni Guler, Zürich
Titelfoto: Moni Guler, Zürich
Titelgestaltung: Claude Borer, Basel
Satz: Claudia Wild, Konstanz
Druck und buchbinderische Verarbeitung: AZ Druck und Datentechnik GmbH, Kempten
Printed in Germany

Bibliografische Information der Deutschen Nationalbibliothek
Die Deutsche Nationalbibliothek verzeichnet diese Publikation in der Deutschen Nationalbibliografie; detaillierte bibliografische Angaben sind im Internet über http://dnb.d-nb.de abrufbar.

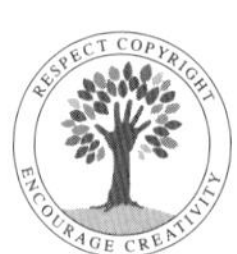

Anregungen und Zuschriften bitte an:
Verlag Hans Huber
Lektorat Pflege
z. Hd. Jürgen Georg
Länggass-Strasse 76
CH-3000 Bern 9
Tel: 0041 (0)31 300 45 00
Fax: 0041 (0)31 300 45 93
E-Mail: verlag@hanshuber.com
Internet: www.verlag-hanshuber.com

1. Auflage 2014.

(E-Book-ISBN_PDF 978-3-456-95454-7)
(E-Book-ISBN_EPUB 978-3-456-75454-3)
ISBN 978-3-456-85454-0

Inhalt

Danksagung

Sehr herzlich bedanke ich mich bei allen Familien, die diesem Buch ihre Geschichten geliehen haben. Die Erlaubnis, die Erfahrungen ihrer Kinder und Familien in diesem Buch darzustellen, verleiht dem Buch Wirklichkeit und ein tiefer gehendes Verständnis, das anders kaum erreichbar gewesen wäre. Aber nicht nur diese Ausschnitte sind für die Entstehung des Buches wichtig gewesen, es ist auch die Offenheit, die mir von den Familien und damit auch von den Kindern und Jugendlichen, in den vielen Jahren meiner ärztlichen Tätigkeit entgegengebracht wird. Kinder und Familien in dieser schwierigen und belastenden Zeit zu begleiten ist nur möglich, wenn Türen geöffnet werden.

Bei Moni Guler bedanke ich mich für die wunderschönen Fotografien, die während der Arbeiten am Buch entstanden. Die Arbeit wurde durch sie lebendig und farbig.

Meiner Tante Renate Cogoy danke ich ganz besonders für ihr unkompliziertes Korrekturlesen und für ihre kritischen Bemerkungen zu Stil und Inhalt des Buches.

Einleitung

Palliative Care ist glücklicherweise bei Kindern nur selten nötig. Eltern, die auf eine palliative Betreuung ihres Kindes angewiesen sind, haben unabhängig davon, ob das Kind gerade geboren, noch in Windeln ist, schon einen Schulranzen trägt, oder die erste Liebe erfahren hat, bereits viele schmerzhafte Stunden, Tage und Wochen – manchmal sogar Jahre – erlebt, bevor sie dieses Buch zur Hand nehmen.

Ziel dieses Buches ist es, Familien und deren Freunde zu begleiten und vielleicht als eine Unterstützung zu dienen, ohne für sich in Anspruch nehmen zu wollen, ein Ratgeber zu sein. Dazu ist jede Situation viel zu individuell.

Kinder sind dem Leben zugewandt, trotz ihrer Krankheit und der von ihnen häufig erahnten Zukunft – ihrem viel zu frühen Tod. Kinder leben nach ihren Möglichkeiten – bis zuletzt. Der Einsatz von Palliative Care soll Kindern und deren Familien helfen, ihr Leben möglichst selbstbestimmt zu gestalten und zu leben.

Die einzelnen Buchkapitel stehen für sich und lassen sich unabhängig voneinander lesen. In den wahren Fallbeispielen wurden, mit dem Einverständnis der Eltern, die echten Namen der Kinder beibehalten. Wenn vom Kind die Rede ist, sind Säuglinge und Jugendliche (0–18 Jahre) eingeschlossen.

Neben eigenen Erfahrungen und Sichtweisen habe ich versucht, wichtigste wissenschaftliche Erkenntnisse zu den Themen der Palliative Care bei Kindern einfließen zu lassen. Um Fachbegriffe auch für Laien verständlich zu machen, habe ich die Begriffe im Text erklärt, kursiv hervorgehoben und im Glossar nochmals definiert.

Zur besseren Lesbarkeit verwendete ich die männliche Form, es sei denn es handelte sich um weibliche Personen.

Die Fotografien von Moni Guler sollen Ruhepunkte für eigene Gedanken, ein Verweilen im Gelesenen, aber auch ein Verarbeiten des Gelesenen und vielleicht ganz andere Perspektiven erlauben.

Zürich im Februar 2014 Eva Bergsträsser

Kapitel 1: Was ist das «palliativ»?

Welche Begriffe sind heute gebräuchlich, wie lassen sie sich verstehen und was ist bei Kindern anders als bei Erwachsenen? Neben diesem Überblick werde ich die Definition für «palliativ» einführen, die ich diesem Buch zugrunde lege, und die meinem Verständnis aus dem Alltag mit schwerkranken Kindern und deren Familien entspricht. Eine Auflistung zeigt, für welche Kinder eine palliative Behandlung in Frage kommt und was das konkret bedeutet.

Im Folgenden beginne ich, die Geschichte von Till zu erzählen:

> Till ist ein neunjähriger Junge. Er entdeckt mit kindlicher Begeisterung und Neugier das Lesen. Seine Wissenslust lässt sich nicht von seiner schweren Tumorkrankheit, an der er einige Zeit später sterben wird, zurückschrecken. Er liest von meinem Namensschild:
> «pall-i-a-ti-fe Karre»
> und schaut mich mit seinen großen lieben Augen an und fragt: «Was ist das?». Mein Blick wandert an jenem Samstagmorgen fragend zu seinen Eltern. Sie zwinkern mir zu und sagen zu Till gewandt: «Ja, das ist wenn man schwerkrank ist und vielleicht nicht wieder gesund wird.» Ich verlasse das Zimmer und bin sicher, dass Till darüber mehr wissen will.

Das Wort «palliativ» leitet sich vom lateinischen «pallium» ab. Das Pallium ist ein antikes Kleidungsstück, das die Funktion eines Mantels oder klerikalen Umhangs erfüllte. Bezogen auf einen kranken Menschen, ein krankes Kind, könnte *pallium* als schutzspendend oder auch als «Freiraum» verstanden werden. Freiraum, auch gemeint als eine Zeit, in der das Kind nicht von den Zwängen einer

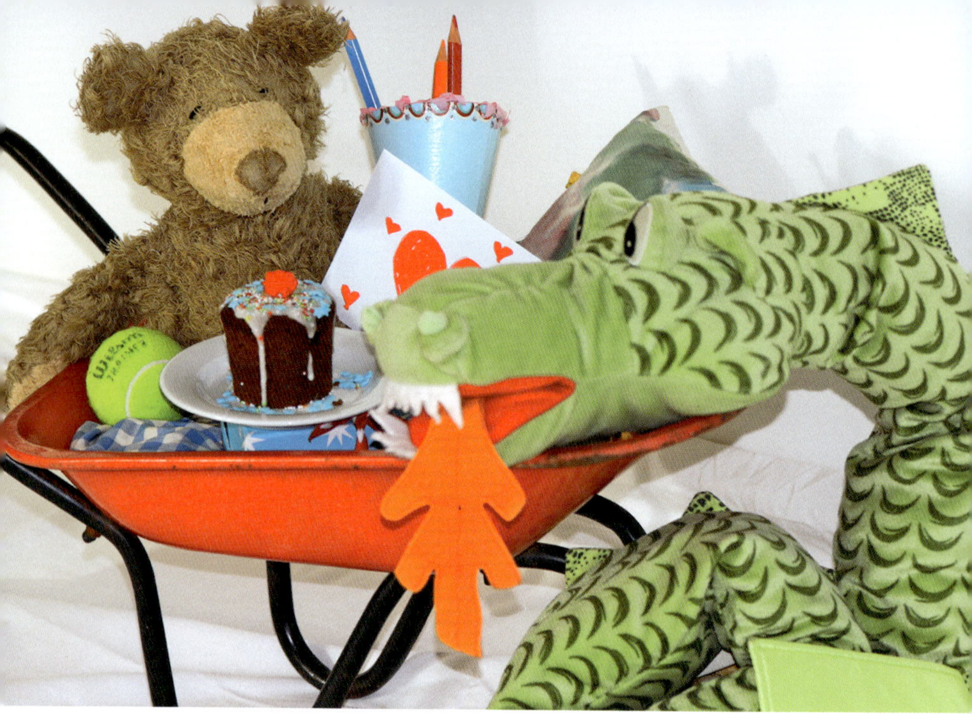

nicht mehr hilfreichen Therapie geplagt ist, sondern möglichst selbstbestimmt im Kreise seiner Familie Wichtiges lebt und erlebt. Die palliative Begleitung eines Menschen wird auch im deutschsprachigen Raum als «Palliative Care» bezeichnet; nicht weil Anglizismen so modern sind, sondern weil das Wort «Care» nicht gut ins Deutsche übersetzt werden kann. Care umfasst nicht nur die Pflege, sondern auch die medizinische, psychologische, sozialarbeiterische und seelsorgerische Betreuung und Begleitung des kranken Menschen und seines nahen Umfeldes. In der von Till gelesenen «Karre» (Care) hat also weit mehr Platz als eine Pflegefachperson, die ihn, diesen strahlenden Jungen, liebend gerne pflegt und verwöhnt und auch ein aufmerksames Auge auf seine Eltern und seine Schwester richtet, die selbstverständlich in die Betreuung einbezogen werden. In England, findet man im Zusammenhang mit Palliative Care bei Kindern einen Satz, deren Ursprung nicht klar zu bestimmen ist, – vielleicht stammt er von Cicely Saunders: «My child has a lot of living to do!». Bei Till war dies, das Abenteuer am Abend im Spital mit Vater und Schwester auf zusammengebundenen Rollstühlen eine Rallye durch die ruhig gewordenen Spitalgänge zu machen, eine Pizza mit einem großen lachenden Mund, extra vom Pizzaiolo bestellt, zu essen und allerlei Schabernack mit der großen Schwester im Spitalzimmer zu treiben.

1.1 Was bedeutet «palliativ» im Kontext einer Krankheit?

Medizinisch beschreibt «palliativ» eine Krankheitsphase, in der Therapien nicht oder nicht mehr das Ziel einer Heilung verfolgen. Die Therapie, die zur Heilung im Sinne einer Wiederherstellung der Gesundheit führt, wird «kurativ» genannt. Häufig werden diese beiden Begriffe als ein Entweder-Oder fehlverstanden oder palliativ wird mit «Man kann nichts mehr tun» oder der Lebensendphase, dem Sterben gleichgesetzt. Diesem Missverständnis unterliegen nicht nur Laien, sondern immer wieder auch medizinische Fachpersonen. Nach Gründen dafür zu suchen, ist müßig. Naheliegend ist jedoch, dass die Endlichkeit des Lebens und noch viel mehr die eines Kindes oder jungen Menschen bedrohlich und erschreckend ist. In einer Medizin, die das Unmögliche möglich zu machen versucht, in der Lebenserhaltung häufig über allem steht, werden die Grenzen des medizinisch Möglichen nicht selten mit einem «ärztlichen Versagen» gleichgesetzt. Eine Krankheitsphase hingegen als «palliativ» zu bezeichnen, macht auf die Endlichkeit eines individuellen Lebens aufmerksam und weist darauf hin, dass dieses junge Leben viel zu früh zu Ende sein wird. Durch nichts lässt sich dies beschönigen. So formulierte Gabriel Marcel, ein französischer Philosoph (1), einen Menschen zu lieben, heiße, ihm zu sagen, dass er nicht sterben wird. Dies trifft die Situation einer Familie sehr gut, die mit der Unfassbarkeit einer unheilbaren Krankheit ihres Kindes konfrontiert wird. Das palliative Betreuungskonzept, kurz «Palliative Care» genannt, versucht, diesem Schmerz etwas entgegen zu setzen, und den möglicherweise letzten Freiraum zu beleben. Der zitierte englische Satz heißt ja nicht nur «mein Kind hat viel zu leben», sondern das Wort «leben» wird mit dem sehr aktiven «to do» verstärkt. Übertragen auf eine palliative Krankheitsphase bedeutet das, dass es nicht – vielleicht noch lange nicht – um das Sterben des geliebten Kindes geht. Ein Schulkind lernt trotzdem lesen, ein junges Mädchen verliebt sich, das Kleinkind lässt sich auch wenige Wochen vor seinem Tod ein Jauchzen entlocken bei dem lustvollen Spiel, ein Steinchen um das andere in den See zu werfen. Palliative Care grenzt sich also klar von Sterbebegleitung, oder im Englischen auch «End-of-Life Care», ab. Und es erübrigt sich fast hinzuzufügen, dass Palliative Care nichts mit Sterbehilfe zu tun hat.

Wann von einer «palliativen» Krankheitssituation gesprochen wird und was die Betreuung konkret beinhaltet, wird in späteren Kapiteln genauer beschrieben. Wichtig an dieser Stelle ist, dass «palliativ» nicht als Etikette benutzt wird und eine Familie nur dann mit dieser Bezeichnung konfrontiert werden soll, wenn damit ein besseres Verständnis, beispielsweise der Diagnose, ermöglicht wird, oder der Wechsel von einer «kurativen» zu einer «palliativen» Behandlung für das Kind mit eindeutigen Veränderungen verbunden ist. Am Beispiel von Till lässt sich dies verdeutlichen. Der Hirntumor wurde bei Diagnosestellung als prinzipiell heilbar beurteilt. Den Eltern war jedoch bewusst, dass Till Rückfälle erleiden und auch sterben könnte. Es wurde eine kurative Therapie mit einer großen Operation, Chemotherapie und Strahlentherapie durchgeführt. Neben dem Risiko von Rückfällen wurde den Eltern offengelegt, dass diese, mit kurativer Absicht durchgeführten, Therapien nicht in jeder Hinsicht zu einer vollständigen Wiederherstellung der Gesundheit von Till führen würden, sondern mit Einschränkungen für sein späteres Leben verbunden wären. Zu den erwarteten Einschränkungen gehörten Folgen der Chemotherapie wie eine Verminderung des Hörvermögens, die Hörgeräte notwendig machte, wie auch Folgen der Operation und Strahlentherapie, die Tills Lernfähigkeit und motorische Geschicklichkeit im Alltag markant reduzierten. Zum Zeitpunkt seines zweiten Rückfalls war klar, dass die Tumorerkrankung nicht mit den zur Verfügung stehenden Therapien zu beherrschen war. Für Tills Eltern stand deshalb im Vordergrund, Till zu Hause betreuen zu können und seine Schwester bestmöglich einzubeziehen. Es galt also, ein auf dieses Kind und seine Familie zugeschnittenes palliatives Betreuungskonzept zu entwickeln und dieses dann auch so zu benennen. Neben dem zuständigen Kinderonkologen wurde ich mit meinen Kenntnissen der Palliative Care und der Schmerztherapie einbezogen.

Ich betreute Till medizinisch bis zu seinem Tod. Auch nach Tills Tod blieb ich, zusammen mit anderen Betreuungspersonen, mit der Familie in einem engen Kontakt. Die palliative Betreuung von Till beinhaltete am Anfang vorwiegend die Beratung der Eltern. Welchen Verlauf könnte Tills Krankheit nehmen, wie können Fachpersonen erreicht werden, wenn diese benötigt werden, kommen diese auch nach Hause? Die Fragen der Eltern zum Umgang mit Tills Fragen, oder seinem Nicht-mehr-Fragen, und die große Neugier der Schwester, die alles wissen wollte, um mit ihrem Schmerz fertig zu werden, wurden mit der Psychologin des Palliative Care Teams besprochen. Der größte Wunsch der Familie war, zu Hause sein zu können, und Till Leiden zu ersparen. Seine Schwester sollte vorbereitet werden, was die Psychologin des Palliative Care Teams übernahm. Die Familie verbrachte gute Monate über den Sommer hinweg bis Till sich rasch verschlechterte und sein Sterben absehbar wurde. In den letzten wenigen Wochen lag er vorwiegend, er ertrug außer seiner Mutter kaum jemanden um sich und das Zimmer sollte abgedunkelt sein, da Licht ihn störte. Till litt unter Schmerzen, die behandelt werden mussten, weshalb ich mit seiner Mutter in täglichem Kontakt über das Handy stand.

1.2 International anerkannte Definition für Palliative Care bei Kindern

Eine Gruppe von Kinderärzten, International Meeting of Palliative Care in Children, Trento (IMPaCCT) (2) erarbeitete im Auftrag der Europäischen Gesellschaft für Palliative Care verschiedene Papiere und Stellungnahmen, um den Bereich der Palliative Care einzugrenzen. Ein Dokument beinhaltet die Definition von Palliative Care, die auf der Definition der Weltgesundheitsorganisation (WHO) aufbaut, diese jedoch angepasst hat. Sie gilt für Kinder mit onkologischen aber auch anderen chronischen Erkrankungen.

Unter Palliativversorgung von Kindern und Jugendlichen versteht man die aktive und umfassende Versorgung. Diese berücksichtigt Körper, Seele und Geist des Kindes gleichermaßen und gewährleistet die Unterstützung der gesamten betroffenen Familie.
Sie beginnt mit Diagnosestellung und ist unabhängig davon, ob das Kind eine Therapie mit kurativer Zielsetzung erhält.
Es ist die Aufgabe der professionellen Helfer, das Ausmaß der physischen, psychischen wie sozialen Belastung des Kindes einzuschätzen und zu minimieren.
Wirkungsvolle pädiatrische Palliativversorgung ist nur mit einem breiten multidisziplinären Ansatz möglich, der die Familie und alle öffentlichen Ressourcen mit einbezieht. Sie kann auch bei knappen Ressourcen erfolgreich implementiert werden. Pädiatrische Palliativversorgung kann in Krankenhäusern der höchsten Versorgungsstufe, in den Kommunen und zuhause beim Patienten erbracht werden.

Ich persönlich halte diese Definition für eine gute Grundlage, würde den zweiten Punkt («beginnt mit der Diagnosestellung») aber anders formulieren, da er nach meiner Einschätzung zu weit gefasst ist. Damit werden einerseits die Ziele der Palliative Care verwässert und andererseits stelle ich es mir für eine Familie extrem belastend vor, bei einer Diagnose (aus einer der folgend aufgeführten Gruppen), die mit einer ungünstigen Prognose verbunden ist, bereits zu diesem Zeitpunkt mit dem Konzept der Palliative Care konfrontiert zu werden. Eine zu frühe Konfrontation kann zu einer Abwehrhaltung führen. Aus diesen Gründen muss eine palliative Betreuung nicht mit der Diagnosestellung beginnen, sondern erst dann, wenn ein Bedarf für eine «aktive und umfassende» Begleitung

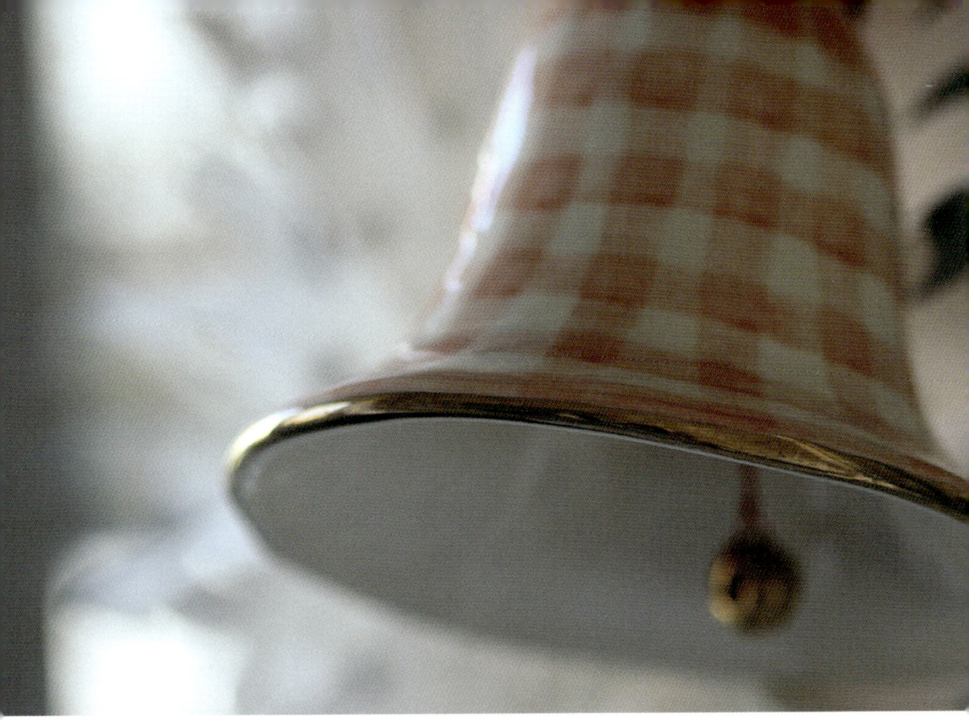

besteht. Auch den Begriff «Versorgung» finde ich unglücklich, da er der Idee einer zwar umfassenden, gleichzeitig die Autonomie wahrenden, auf die Bedürfnisse des Kindes und seiner Familie zugeschnittenen Konzeptes zuwiderläuft.

1.3 Für welche Krankheiten kommt Palliative Care in Frage?

Palliative Care kann für eine Vielzahl von Krankheiten in Frage kommen. Eine Einteilung für Kinder, die in vielen Ländern Anwendung oder zumindest Erwähnung findet, stammt aus England, das eine klare Vorreiterfunktion für die heutige Palliative Care einnimmt. Für Kinder hat die englische Dachorganisation «Together for Short Lives» (3), neben folgender Einteilung in Gruppen, multiple Konzepte erarbeitet, für die Realisierung von Projekten für Betroffene wie auch für Professionelle gesorgt und ein unschätzbares Netzwerk aufgebaut.

Einteilung der Krankheiten, bei denen Palliative Care in Frage kommen kann:

1. Lebensbedrohliche Krankheiten, für die eine Behandlung mit dem Ziel einer Heilung (kurativ) möglich ist, die aber versagen kann (Beispiele: Krebserkrankung, angeborene Herzfehler).
2. Krankheiten mit eingeschränkter Lebenserwartung, für die mit den heute zur Verfügung stehenden Behandlungen über lange Zeit ein normales Leben möglich ist (Beispiele: Zystische Fibrose [Mukoviszidose], HIV-Infektion, nur teilweise oder nicht korrigierbare Herzfehler).
3. Unheilbare Krankheiten mit schwerer Behinderung und fortschreitendem Verlauf, die sich mit einer palliativen Behandlung über Jahre erstrecken können (Beispiele: Stoffwechselerkrankungen, neuromuskuläre Erkrankungen).
4. Unheilbare Krankheiten oder Gehirnverletzungen mit schwerer Behinderung, die über viele Jahre einen stabilen Krankheitsverlauf haben und eher aufgrund zusätzlicher Krankheiten, wie Lungenentzündungen, eine verkürzte Lebenserwartung haben oder zum plötzlichen Tod führen können (Beispiele: Spastische Zerebralparese nach Frühgeburtlichkeit, Schädigungen des Gehirns durch Unfälle, Beinahe-Ertrinken, Infektionen oder Gefäßverschlüsse).

In dieser Einteilung wird der Gruppe von Neugeborenen und Säuglingen (0–12 Monate) zu wenig Aufmerksamkeit geschenkt. Bezogen auf Todesfälle macht diese Altersgruppe die Hälfte aller Todesfälle im Kindesalter aus. Viele dieser Kinder sterben in den ersten Lebensstunden oder Lebenswochen. Die Todesursachen umfassen Frühgeburtlichkeit und damit einhergehende Unreife des Kindes, Komplikationen rund um die Geburt und im Bereich der aufgeführten Diagnosen können Herzfehler oder komplexe Fehlbildungen und angeborene Erkrankungen zu einem frühen Tod führen. Die palliative Betreuung ist dann häufig nur sehr kurz, oder kommt

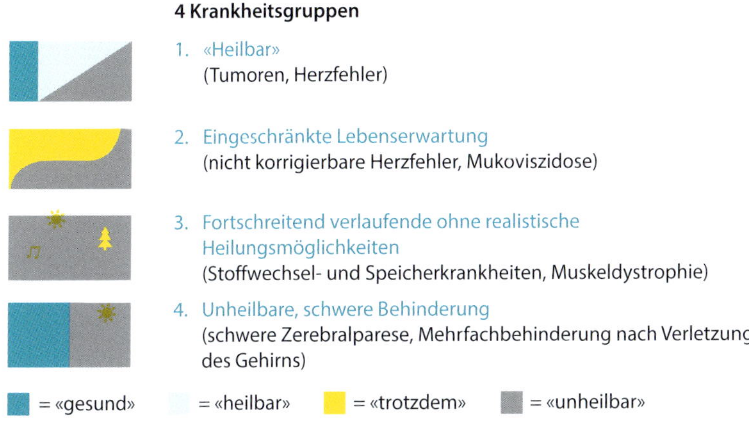

innerhalb der rasch aufeinanderfolgenden Ereignisse und der kaum vorhandenen Lebenskraft des Neugeborenen natürlicherweise nicht zum Einsatz.

1.3.1 «Palliativ» ist keine Etikette!

Die Einteilung von «Together for Short Lives» ist eine Orientierungshilfe. Sie zeigt wie breit das Krankheitsspektrum bei Kindern ist, die von einer palliativen Betreuung profitieren könnten. Wie bereits verdeutlicht, sagt jedoch die Diagnose selbst noch nichts darüber aus. So kann ein Kind mit einer Zystischen Fibrose über lange Zeit – viele bis ins junge Erwachsenenalter – ein fast normales Leben führen, das durch eine regelmäßige Medikamenteneinnahme, eventuell Atemtherapie, Arztbesuche und – falls notwendig – Krankenhausaufenthalte mehr oder weniger stark geprägt ist. Hier hat der Begriff «palliativ» nichts zu suchen. Bei Kindern mit einem schweren Krankheitsverlauf, in dem es zu Komplikationen durch wiederholte Lungenentzündungen gekommen ist, oder eine Lungentransplantation nicht zum gewünschten Erfolgt geführt hat, ist jedoch der Einbezug eines Palliative Care Teams sinnvoll. Dies beispielsweise auch dann, wenn sich ein Jugendlicher gegen eine

Transplantation ausspricht und «lieber sterben» möchte. In einem solchen Fall kann der Kontakt mit einem Palliative Care Team hilfreich sein; er kann dazu verhelfen, das Leiden zu lindern, neue Freiräume und Lebensqualität zu schaffen und in Einzelfällen sogar den Sterbewunsch des Jugendlichen rückgängig machen und den Weg öffnen, sich mit einer medizinischen Therapie auseinanderzusetzen. Auch damit sei nochmals betont, «palliativ» ist keine Etikette, keine Entweder-Oder-Frage und nicht unbedingt eine Einbahnstraße.

1.4 Der Beginn als Prozess einer Annäherung

Eine palliative Betreuung beginnt in einem Prozess der Annäherung. Die Diagnose oder der Krankheitsverlauf, der darauf hindeutet, dass eine Heilung nicht oder nicht mehr möglich ist und der Körper des Kindes sich nicht mehr erholen kann, müssen nicht nur intellektuell sondern viel schwieriger und schwerer noch – auch emotional – verstanden werden. Manche Eltern müssen verstehen lernen, dass das Kind weniger belastbar geworden ist, um den Anforderungen einer Therapie oder des Alltages standzuhalten. Neben diesem Prozess des «Nichtmehr», des langsamen Verlustes, gilt es, zusätzlich neue Menschen, beispielsweise das Palliative Care Team, in den Bund der Helfer aufzunehmen, und sich neuen Konzepten der Betreuung und Unterstützung zu öffnen. Dies erscheint verständlicherweise kaum bewältigbar. Umso wichtiger ist es deshalb, dafür Zeit einzuräumen, sich mit der Situation auseinanderzusetzen, Gespräche mit Fachpersonen, aber auch anderen Familienmitgliedern oder Freunden zu führen und sich vor zusätzlichen Überrumpelungen und Verletzungen zu schützen.

Neben palliativen Betreuungsangeboten von Kinderkliniken, kann der Kontakt mit anderen betroffenen Familien oder Organisationen und Initiativen hilfreich sein. Im Anhang findet sich eine kleine Zusammenstellung von Adressen im deutschsprachigen Raum.

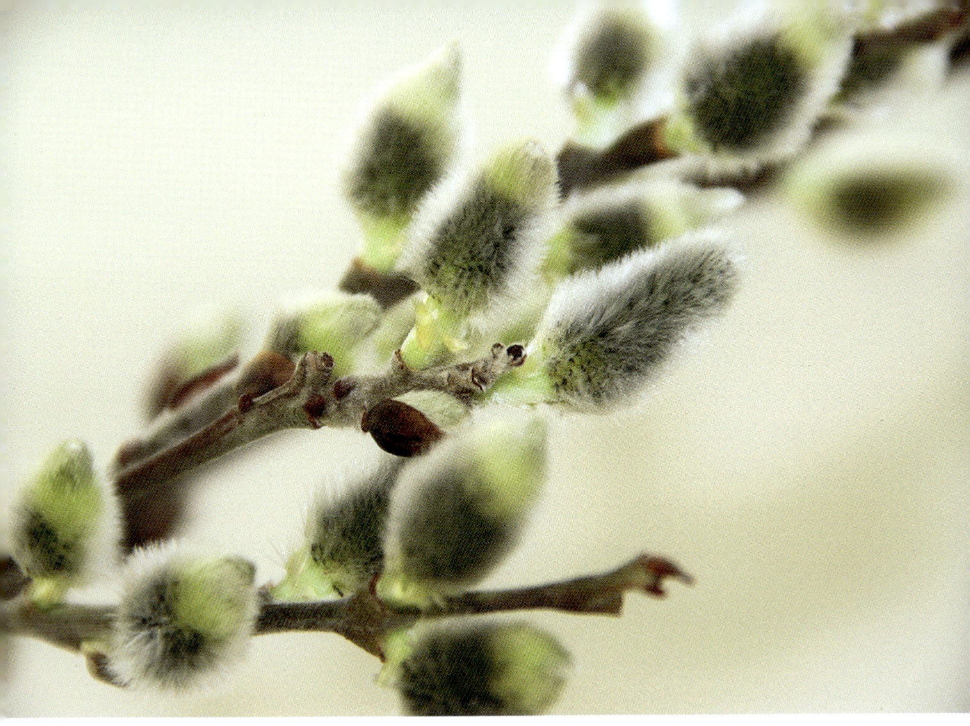

Wenn keine Zeit für eine längere, schrittweise Auseinandersetzung zur Verfügung steht, weil das Kind beispielsweise nach einem schweren Unfall auf der Intensivstation liegt und Entscheidungen über das Ausmaß der Behandlung zur Lebenserhaltung sehr rasch getroffen werden müssen, ist es trotzdem wichtig, sich Zeit für das Verstehen der vielen Informationen von Seiten des Behandlungsteams und den Prozess der Entscheidungsfindung einzuräumen.

1.5 Wo findet Palliative Care statt?

Palliative Care findet an dem Ort statt, an dem sich das Kind am wohlsten fühlt und an dem ihm die notwendige Betreuung und Begleitung in geeigneter Form angeboten werden kann. Das bedeutet, dass es nicht *den richtigen* Ort gibt. Der Ort richtet sich nach dem Kind und dessen Umfeld, also auch seiner Familie. Der Ort wird auch von der zugrundeliegenden Erkrankung, der

Krankheitsphase und Intensität der notwendigen medizinischen Maßnahmen bestimmt. Drei Beispiele veranschaulichen die Komponente der Räumlichkeit: Ein neugeborenes Mädchen, das viel zu früh, in der 25. Schwangerschaftswoche, auf die Welt kommt und künstlich beatmet werden muss, erleidet am zweiten Lebenstag eine schwere Hirnblutung. Der Kreislauf ist medikamentös nicht mehr aufrechtzuerhalten und es stirbt am dritten Lebenstag auf der neonatologischen Intensivstation. Die sehr kurze palliative Begleitung findet also auf der Intensivstation statt. Nach dem Tod kann das Kind eventuell zu den Eltern nach Hause genommen werden, damit Familie und Freunde Abschied nehmen können.

Ein 14-jähriger Junge mit einer schweren Behinderung, aufgrund einer Stoffwechselerkrankung, lebt in einer Langzeiteinrichtung und ist an den Wochenenden zu Hause. Er wird seit Jahren palliativ in dieser ihm, seinen Eltern und gesunden Geschwistern, vertraut gewordenen Langzeiteinrichtung betreut. Die palliative Betreuung erfolgt dort, zu Hause, oder im Krankenhaus, falls es zu einer akuten Verschlechterung kommt, bei der man sich für eine stationäre Einweisung entscheidet.

Ein vierjähriger Junge mit einer onkologischen Erkrankung (Neuroblastom) erleidet nach durchgestandener intensiver Chemotherapie, mit Stammzelltransplantation während der Erhaltungstherapie, einen Rückfall. Eine weitere Therapie erscheint auch den Eltern des Jungen nicht mehr zumutbar und die Aussicht auf eine Heilung ist so klein, dass sie sich für eine Betreuung zu Hause entscheiden. Der Knabe wird von der ambulanten Kinderkrankenpflege, der Kinderärztin und Kinderonkologin zu Hause betreut und stirbt nach drei Monaten zu Hause.

Kinderhospize wie sie in England entwickelt wurden, fanden in den letzten Jahren auch in Deutschland Einzug. In der Schweiz gibt es einzelne Initiativen, bisher aber kein Kinderhospiz. Im Gegensatz zu Hospizen für Erwachsene, die auch in der Schweiz – beispielsweise das Lighthouse in Zürich – bestehen, sind Hospize für Kinder weniger Orte, die sterbenden Kindern Raum und Schutz bieten, als Orte zur Entlastung von Familien während der schweren Erkrankung des Kindes. Diesbezüglich haben Hospize für Erwachsene ebenfalls einen Wandel durchlaufen und ihre Angebote wurden auf Menschen mit unheilbaren Krankheiten und komplexen Behandlungs- oder Betreuungssituationen erweitert. Erwachsene können im Rahmen eines Hospiz-Aufenthaltes dank rehabilitativer Maßnahmen oder einer verbesserten Symptomlinderung ihre verlorengegangene Autonomie zurückerobern und damit ihre Lebensqualität verbessern. Hospize für Kinder in England und Deutschland richten sich zu einem großen Teil an Kinder aus den Diagnosegruppen 3 und 4. Die Krankheitsverläufe dieser Kinder erstrecken sich meist über viele Jahre und sind für die betroffenen Familien mit einer sehr intensiven Betreuung und Pflege verbunden. Viele Kinder benötigen Hilfsmittel, mindestens einen Rollstuhl, und sind häufig vollständig auf fremde Hilfe angewiesen. Viele werden über eine Sonde ernährt und ein großer Teil von ihnen benötigt nachts eine besondere Betreuung (wie regelmäßige Lagerung, Medikamentengaben, Nahrungszufuhr oder nächtliche Heimbeatmung). Für Familien solcher Kinder kann ein Hospiz sehr entlastend – als Ort der Unterstützung und der Begegnung mit anderen, ähnlich betroffenen Familien – erlebt werden. Klassischerweise werden drei- bis vierwöchige Aufenthalte zweimal jährlich von den Kostenträgern finanziert. Langzeitbetreuungen sind vor allem aus Gründen der Finanzierbarkeit nicht vorgesehen. Häufig bieten Hospize geführte Gruppen für Eltern und gesunde Geschwister an und sie bleiben anders als ein Spital auch nach dem Tod des Kindes ein wichtiger «Zufluchtsort». Andererseits ist der Einbezug eines Hospizes für manche Familien auch eine Hürde und zumindest zu Beginn sehr mit dem Gedanken belastet, dass die Krankheit des Kindes einen Verlauf nimmt, der das Sterben des Kindes als einen möglichen Ausgang einbezieht.

In einer Befragung von Familien in der deutschsprachigen Schweiz bevorzugten es Eltern eher, in der Betreuung ihres Kindes zu Hause intensiver unterstützt zu werden, als das Kind an einem «fremden» Ort zu wissen und das Familienleben «auseinander zu reißen» (4).

1.6 Ein Vergleich zu Erwachsenen – in Zahlen

Glücklicherweise sind palliative Betreuungen bei Kindern sehr viel seltener notwendig als bei Erwachsenen. Obwohl ein Rückschluss von der Anzahl der Todesfälle auf die Anzahl der Kinder, die von einer palliativen Betreuung profitieren könnten, nicht möglich ist, veranschaulicht diese Zahl die Seltenheit bei Kindern. In der Schweiz, ähnlich wie in Europa, machen die Todesfälle bei Kindern weniger als 1 Prozent aller Todesfälle aus. Auf Grundlage der aufgeführten Krankheitsgruppen und skizzierten Krankheitsverläufe, ist jedoch davon auszugehen, dass die Anzahl der Kinder, die zumindest zeitweise von Palliative Care profitieren können, um ein zehn- bis 14-faches größer ist. Um eine Vorstellung von den Ursachen der Todesfälle im Kindesalter zu bekommen, dient der folgende kurze Überblick, der häufig so nicht bekannt ist:

Etwa 50 Prozent der Todesfälle im Kindesalter von Geburt bis zur Volljährigkeit betrifft Neugeborene und Säuglinge im ersten Lebensjahr. Von diesen wiederum stirbt ein großer Anteil in den ersten Lebenstagen oder -wochen, häufig noch bevor sie im Zuhause der Familie Einzug nehmen konnten. Die palliative Betreuung ist kurz und das größere Gewicht liegt auf der Begleitung nach dem Tod. Die nächste Gruppe sind Kinder, die nach oder durch einen Unfall versterben und Jugendliche, die sich das Leben nehmen. Krankheitsbedingte Todesfälle (20–30 %) gehen auf Krebserkrankungen (Gruppe 1) und neurologische Erkrankungen (Gruppe 3 und 4) und zu einem kleineren Anteil auf Herzerkrankungen (Gruppe 1) zurück.

1.7 Ziele von Palliative Care bei Kindern

Palliative Care kann betroffenen Kindern und Familien den Schmerz nicht nehmen, aber Freiräume zu schaffen versuchen, die wie eine *Karre* mit Leben und Erleichterungen für ein zeitlich begrenztes Leben gefüllt werden können. Ingeborg Bachmann stellte die Frage (5):

> «Aber was sollen wir tun und denken angesichts eines Endes und wohin tragen wir unsere Fragen?»

Palliative Care versucht Kindern in diesem Sinne Antworten und Wege aufzuzeigen. Das Ziel dahinter ist es, alle zur Verfügung stehenden Kenntnisse und Erfahrungen aus Medizin, Pflege, Psychologie, Sozialarbeit, Pädagogik und Seelsorge den betroffenen Kindern und Jugendlichen sowie deren Familien zukommen zu lassen und ihnen dadurch eine in dieser Situation bestmögliche Lebensqualität zu bieten:

- Bestmögliche Lebensqualität für das Kind/den Jugendlichen und die Familie
- Berücksichtigung der Individualität des Patienten und dessen Familie
- Standardisierte Abläufe für die individuelle, kind- und familienzentrierte Entscheidungsfindung zur Einleitung von Palliative Care und Bestimmung medizinischer Maßnahmen
- Koordination und Kontinuität der Betreuung, unabhängig vom Ort der Betreuung
- Ort der Betreuung richtet sich nach den Bedürfnissen des Patienten und der Familie
- Nicht-medizinische Unterstützungsangebote für Patient und Familie (psychosozial, spirituell und finanziell).

Diese relativ allgemein formulierten Ziele und Kernthemen einer Palliative Care bei Kindern sollen dabei helfen, dem Kind und seiner Familie trotz Krankheit und dem Wissen um ein vielleicht nur kurzes Leben gerecht zu werden.

Für eine bestmögliche Lebensqualität ist eine konsequente Behandlung von Schmerzen und anderen Symptomen nötig. Daneben sind Therapieziele abzuwägen und auf das Kind abzustimmen, wobei es soweit als möglich in den Prozess der Informationssammlung und Entscheidungsfindung einbezogen wird. Hierfür muss das Kind als kleine oder bereits grösser gewordene Persönlichkeit sowie der Kontext seines sozialen Umfeldes, seiner Familie, seiner Freunde kennengelernt werden. Um den sich ändernden Bedürfnissen des Kindes und der Familie gerecht zu werden, spielt Kontinuität in der Begleitung eine zentrale Rolle und ist Voraussetzung, damit sich das Kind trotz seiner Krankheit weiter entwickeln, und einen kindgerechten Alltag leben kann. Dazu gehören unter Umständen rehabilitative Maßnahmen, die eine Integration in seine gewohnten Bezüge erlauben, und eine Unterstützung des sozialen Netzwerkes «Familie».

Kapitel 2: Entscheidungsfindung

Wenn eine Krankheit in eine Phase übergegangen ist, in der Therapien nicht oder nicht mehr das Ziel einer Heilung verfolgen, sind schwierige und manchmal äußerst belastende Entscheidungen zu treffen. Dies trifft auch für Therapien zu, die bei unheilbaren Krankheiten (viele neurologische Erkrankungen) eingesetzt werden. Wenn eine Therapie nicht zu einer Verbesserung einer, zum Beispiel im Verlauf schlechter gewordenen, Lungenfunktion, oder zu einer Verbesserung der Lebensqualität des Kindes führt, muss darüber nachgedacht und entschieden werden, ob sie durchgeführt

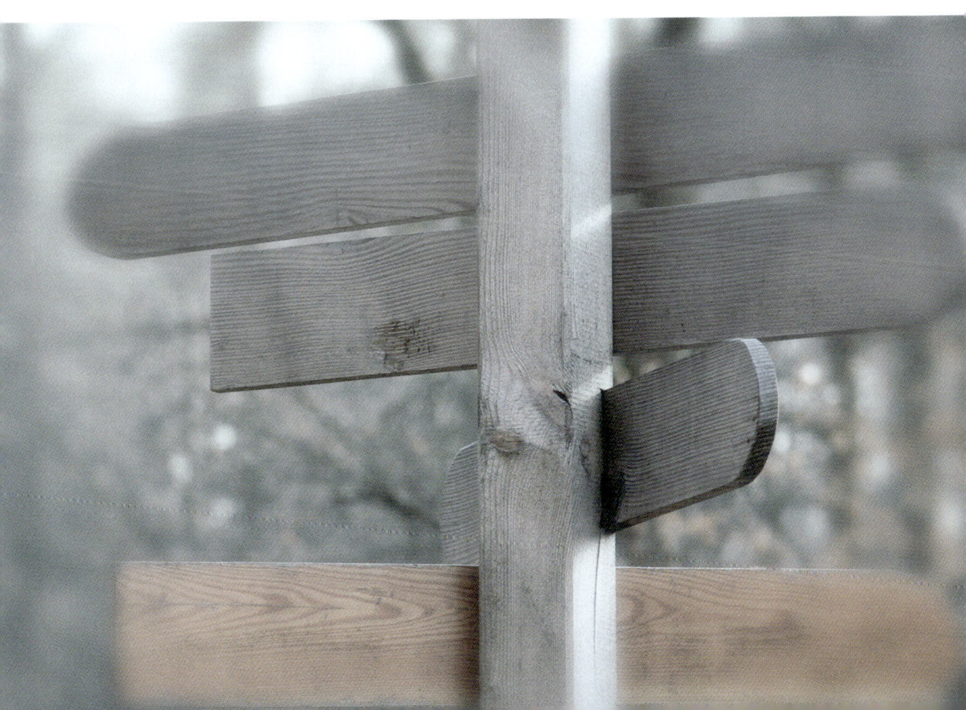

oder fortgesetzt werden soll. Wichtig hierbei ist, zu bedenken, dass viele Therapien, die bei schwerkranken Kindern durchgeführt werden, für das Kind sehr belastend und sogar mit Schmerzen verbunden sind. Beispielsweise ist eine Beatmung nicht nur eine Hilfe, sondern immer auch mit Leiden verbunden. Neben Schmerzmedikamenten benötigt das Kind, wie jeder andere Patient, Medikamente zur Sedierung (künstlicher Schlaf). Das sedierte Kind kann aber nicht kommunizieren und nicht am Leben teilhaben. Es ist also deutlich eingeschränkt. Deshalb geht es in Entscheidungen um Fragen, was das Kind möchte, wie weit es mitbestimmt, und was über das Kind bestimmt werden darf und wer dies tun kann. Wenn eine Entscheidung gegen eine bestimmte Therapie getroffen wird, muss überlegt werden, was dem Kind an Stelle dieser nicht oder nicht mehr durchgeführten Therapien gut tun würde. Bei solchen Entscheidungen kommt natürlich der Zustimmung oder dem Einverständnis der Eltern eine große Bedeutung zu.

2.1 Das Recht auf Selbstbestimmung

Jeder Patient hat ein Recht auf Selbstbestimmung. Dies ist ein Grundrecht. In der Schweiz werden solche grundsätzlichen medizinischen Sachverhalte, die auf ethischen Prinzipien aufbauen, von der Akademie der Medizinischen Wissenschaften (SAMW) in Form von Richtlinien erarbeitet und bieten Ärzten und Behandlungsteams eine wichtige Grundlage in ihrem klinischen Alltag. Eine dieser Richtlinien widmet sich der Frage nach den Rechten des Patienten (6). Das Recht auf Selbstbestimmung beinhaltet, dass der Wille des urteilsfähigen Patienten in der Behandlung und Betreuung zentral ist. Es darf nicht gegen den erklärten Willen des Patienten gehandelt werden. Einschränkend muss ergänzt werden, dass dem Willen nur entsprochen werden muss, wenn die Behandlung den anerkannten Regeln der ärztlichen Kunst entspricht. Der Patient hat jedoch das Recht, eine anerkannte Therapie zu verweigern.

Auch Kinder haben das Recht, ihre Sichtweise in Bezug auf ihr Leben zu äußern. Das ist klar in der UN-Kinderrechtskonvention von 1989 formuliert. Da bei Kindern in Bezug auf Selbstbestimmung die Urteilsfähigkeit eine entscheidende Rolle spielt, kommt dem Kindeswohl häufig eine größere Bedeutung zu (7). Allerdings kann auch bei einem minderjährigen Kind (unter 18 Jahre) eine Urteilsfähigkeit gegeben sein. Im Hinblick auf eine zu treffende Entscheidung beschreibt die Kategorie «Urteilsfähigkeit» die Fähigkeit Informationen zu verstehen, die für die Entscheidung notwendig sind. Ebenso muss der Patient in der Lage sein, die Konsequenzen, die sich aus der Entscheidung ergeben, abwägen und beurteilen zu können. In der UN-Kinderrechtskonvention gilt das Wohl des Kindes als gewahrt, wenn es «sich gesund und natürlich in Freiheit und Würde körperlich, geistig, moralisch, seelisch und sozial» entwickeln kann.

Für nicht urteilsfähige Kinder entscheidet der gesetzliche Vertreter, in der Regel die Eltern. Bei kleinen Kindern, die an einer schweren, möglicherweise zum Tode führenden Krankheit leiden und noch nicht in vollem Maß urteilsfähig sind, ist es wichtig, sie in gewisse Entscheidungen einzubeziehen und ihre Wahrnehmungen und Äußerungen ernst zu nehmen. Die Voraussetzung für eine solche Einbeziehung ist eine altersentsprechende Information des Kindes und der Eltern.

2.2 Um welche Entscheidungen geht es?

Im Kontext von Palliative Care und der Betreuung am Lebensende werden Entscheidungen für oder gegen eine bestimmte medizinische Behandlung unterschieden. All diesen Entscheidungen liegen ethische Prinzipien zugrunde, die vom Behandlungsteams im Entscheidungsprozess herangezogen und diskutiert werden, bevor die Überlegungen den Patienten und deren Angehörigen vorgestellt und diese um ihre Meinung gebeten werden. Es werden die im medizinischen Fachjargon verwendeten Begriffe benutzt und erklärt:

Therapiebeschränkung/Therapieverzicht: Dies beinhaltet die Entscheidung, eine in der Situation übliche Behandlung wie beispielsweise die antibiotische Behandlung einer Lungenentzündung, die Verlegung auf eine Intensivstation oder eine maschinelle Beatmung nicht zu beginnen, da ihr Nutzen im Kontext der Krankheit des Kindes als nicht (mehr) hilfreich und nicht mehr zumutbar erachtet wird. Es beinhaltet nicht die Entscheidung «gar nichts mehr» zu tun. Im Gegenteil, jede Behandlung und Maßnahme, die das Befinden des Kindes dann zu verbessern vermag, ist zwingend notwendig.

> Ein 6-monatiger Junge mit einer sehr seltenen neuromuskulären Erkrankung, die dazu geführt hat, dass er nicht selbständig atmen kann, sich langsam verschlechtert und er zunehmend leidet. Um die Beatmung auch zu Hause zu ermöglichen, wird ihm einige Wochen zuvor, bei einer Operation, eine Kanüle (Röhrchen) so über den Hals direkt in die Luftröhre eingelegt, dass eine Beatmung auch zu Hause mit einem Heimbeatmungsgerät möglich wäre. Die genaue Diagnose ist in dieser Zeit noch nicht bekannt. Während seiner Verschlechterung trifft die endgültige Diagnose ein, die seine sehr schwere Erkrankung bestätigt. Mit dem Wissen dieser Diagnose und der damit gut zu erklärenden Verschlechterung des Befindens wird das Gespräch mit den Eltern gesucht, um ihnen zu erklären, dass der Plan einer Entlassung nach Hause mit der bereits angedachten Heimbeatmung nicht realistisch ist. In der Folge verschlechtert sich die Situation weiter und es besteht der Eindruck, dass das Kind trotz, oder mit der Beatmung leidet. Dies sehen auch seine Eltern und bitten darum, keine weiteren Therapien zu beginnen und ihren Sohn zu «erlösen». Gemeinsam wird entschieden, die Beatmung durch die Maschine nicht weiter zu intensivieren und bei Hinweisen auf eine Lungenentzündung auf eine antibiotische Behandlung zu verzichten. Es werden Medikamente (Morphin) gegen die zeitweise offensichtlich bestehende Atemnot gegeben. Die Eltern sind viel bei ihm und halten ihn auf den Armen. Nach wenigen Wochen stirbt der Junge an einem Nachmittag im Beisein seiner Eltern und der älteren Schwester auf der Intensivstation – die über all die Monate für die Familie zu einem zweiten Zuhause geworden ist.

Therapieabbruch: Dies umfasst die Entscheidung, eine bestimmte, bereits begonnene Behandlung nicht mehr weiterzuführen, weil sie nicht den gewünschten Effekt erzielt hat. Für das Kind bedeutet es, dass eine Fortsetzung der Behandlung wie beispielsweise eine maschinelle Beatmung oder eine Chemotherapie nur noch die häufig von nahestehenden Menschen wenig realisierten, unerwünschten Wirkungen nach sich zieht. Der Grund des «Nicht-Realisierens» wird von Betroffenen häufig als ein Kämpfen verteidigt, dem das große innere Gebot zugrunde liegt, die Hoffnung niemals aufzugeben. Das ist zutiefst menschlich und sehr verständlich. Es könnte ja doch ein Wunder geschehen! In diesem Kampf und Ringen wird das Leiden des Kindes jedoch nicht mehr gesehen und alles «Nichtstun» als Akt der Verneinung und des Aufgebens fehlgedeutet. Da Entscheidungen offensichtlich anstehen, und so vom Behandlungsteam vermittelt und angekündigt werden, ist auch seitens betroffener Eltern ein Schritt nötig, sich der Perspektive von Fachpersonen zu stellen und sich diese gegebenenfalls gemeinsam mit einer außenstehenden Person erklären zu lassen. Ein Therapieabbruch wird nur dann vorgeschlagen, wenn der Nutzen einer Behandlung deutlich geringer ist oder – im Vergleich zu dem Schaden durch die Behandlung – gänzlich fehlt. Ein Therapieabbruch bezieht sich nur auf eine bestimmte Therapie oder Behandlung, betrifft aber nicht die gesamte Behandlung und Betreuung des Patienten, die auch bei dem Abbruch einer bestimmten Therapie selbstverständlich fortgeführt wird.

2.3 Welche Entscheidungen dürfen Eltern für ihr Kind treffen?

Eltern treffen natürlicherweise und in der Regel absolut selbstverständlich Entscheidungen für ihr Kind. Sie sorgen mit Liebe für ihr Kind, unterstützen es, seine Potentiale zu entfalten und sich zu einem selbständigen Menschen zu entwickeln. Eltern haben juristisch die «Vollmacht» über ihr Kind. Diese Vollmacht bedeutet aber nicht, dass das Kind den Eltern gehört und sie unbeschränkt entscheiden dürfen.

Eltern sind die gesetzlichen Vertreter des Kindes und müssen für ihr Kind Entscheidungen treffen. Dies wird als Stellvertreterentscheidung bezeichnet: die Eltern entscheiden «an Stelle» des Kindes. Eltern müssen sich hierfür eine Meinung bilden und kommen so in einen Prozess der Entscheidungsfindung. Dazu benötigen sie umfassende und verständliche Informationen über die Krankheit ihres Kindes, den erwarteten Krankheitsverlauf, die Prognose und die aus ärztlicher Sicht zur Verfügung stehenden Therapiemöglichkeiten, inklusive deren Erfolgsaussichten und die mit der Behandlung verbundenen Nebenwirkungen und Belastungen für das Kind. Diese Informationen sollten, wenn immer möglich, von einer konstanten über den Krankheitsverlauf involvierten ärztlichen und pflegerischen Fachperson übermittelt werden. Eltern brauchen für einen solchen Entscheidungsprozess Vertrauen in das Behandlungsteam ihres Kindes und sie brauchen Zeit. Zeit darf und soll eingefordert werden, wenn das Gefühl besteht, dass diese nicht ausreichend zur Verfügung steht. Dabei ist natürlich zu beachten, dass manche Entscheidungen, zum Beispiel in Notfallsituationen, rasch zu treffen sind. Sofern es sich nicht um eine Notfallsituation handelt, kann aber auch ein Moment der Besinnung, des Überlegens und Abwägens wichtig sein.

Das oberste Primat solcher stellvertretenden Entscheidungen ist, diese im «besten Interesse» des betroffenen Kindes zu treffen (andere Bezeichnungen sind: Patientenwille, mutmaßlicher Wille, bestes Interesse jedes Menschen). Entscheidungen dürfen nicht eigennützig getroffen werden. Dies ist für Eltern extrem schwierig, da die Rolle des «Stellvertreters» kaum abzulösen ist von der persönlichen tiefen Betroffenheit einer Mutter oder eines Vater und der großen und häufig unbeherrschbaren Angst vor dem Verlust des Kindes.

Was bedeutet der «mutmaßliche» Wille? Bei Erwachsenen wird vom mutmaßlichen Willen gesprochen, wenn keine rechtsgültige Patientenverfügung vorliegt und der Patientenwille mündlich nicht geäußert wurde. Der mutmaßliche Wille des Patienten ist der Wille, den der Patient äußern würde, wenn er dies selbst könnte.

Im medizinischen Kontext können Schwierigkeiten entstehen. So dürfen Eltern einem Kind nicht eine zur Heilung führende Therapie vorenthalten, weil dies nicht im besten Interesse des Kindes ist und nicht das Kindeswohl fördert. Ohne darauf näher eingehen zu wollen, dürfen Eltern beispielsweise nicht bei ihrem neu an Leukämie erkrankten Kind eine Entscheidung gegen die bei einer Mehrheit zur Heilung führenden Therapie (Chemotherapie) treffen. Eltern würden in diesem Fall das «objektive» Kindeswohl gefährden. Wenn Therapien nicht mehr hilfreich sind, wie eine Chemotherapie bei einer Leukämie mit mehreren Rückfällen, dürfen Eltern hingegen einen vorgeschlagenen nochmaligen Therapieversuch ablehnen. Da die Eltern die für das Kind wichtigsten Bezugspersonen sind, wird im Falle einer Uneinigkeit zwischen Eltern und Behandlungsteam, immer versucht, einen Konsens zu finden. Falls dies trotz aller Bemühungen nicht gelingt und das Wohl des Kindes gefährdet ist, sind Institutionen, die neutral und im Sinne des Gesetzes für das Kind entscheiden (früher in der Schweiz die Vormundschaftsbehörde, heute Kindes- und Erwachsenenschutzbehörde; in Deutschland wird die Vormundschaft vom Jugendamt oder Familiengericht geregelt).

Manche Eltern ziehen es vor, Entscheidungen dem Behandlungsteam zu überlassen. Auch dafür gibt es Gründe, die verständlich sind und respektiert werden müssen.

2.4 Welche Entscheidungen dürfen Kinder treffen?

Bei Kindern liegt die emotional aber auch juristisch äußerst schwierige Situation vor, dass das Kind häufig nicht entscheidungsfähig und in der Regel nicht entscheidungsmündig ist. Erwachsene können für sich selbst jede Therapie, auch wenn sie lebensrettend oder mit guten Heilungschancen verbunden ist, verweigern. Dies können Kinder und auch ihre Eltern von Rechts wegen nicht. Obwohl viele Entscheidungen von Erwachsenen für das Kind getroffen und getragen werden müssen, ist es wichtig, Kinder individuell und der jeweiligen Situation des Kindes angemessen in Entscheidungen einzubeziehen und ihnen Wahlmöglichkeiten zu schaffen. Aus Angst das Kind zu überfordern, zu beunruhigen oder zu verängstigen, und in dem Wunsch das Kind zu beschützen, äußern manche Eltern Unbehagen oder Ablehnung auf den Vorschlag eines Behandlungsteams, das Kind stärker zu involvieren. Viele Kinder mit einer normalen geistigen Entwicklung sind Studien zufolge jedoch bereits sehr früh in der Lage, ihre Bedürfnisse in Bezug auf ihre Teilnahme an Entscheidungen zu äußern. Das bedeutet nicht, das Kind ganz alleine entscheiden zu lassen, sondern die «Kultur» der Familie bezogen auf sonst übliche Entscheidungsprozesse zu berücksichtigen. Imelda Coyne, eine Pflegewissenschaftlerin aus Irland, schreibt: «Eltern und Fachpersonen sollten Kinder als Individuen mit Bedürfnissen, die sich je nach der gegebenen Situation ändern können, sehen» (8). Eine Studie von der gleichen Studiengruppe um Imelda Coyne mit 55 Kindern im Alter von 7 bis 18 Jahren, die unter akuten und chronischen Krankheiten litten und hospitalisiert waren, zeigt diese Bedürfnisse sehr eindrucksvoll (9). Alle Kinder wollten über ihre Krankheit, Untersuchungen und Therapien informiert, in Entscheidungen einbezogen oder wenigstens um ihre Meinung gefragt werden. Die Mehrheit der Kinder fühlte sich von Ärzten, aber auch von ihren Eltern übergangen. Sie äußerten darüber Enttäuschung, Traurigkeit, Wut, Beunruhigung, Verwirrung und Gefühle allein gelassen, zurückgestoßen oder ignoriert zu werden. Kinder unterschieden zwischen «kleinen» und «großen», schwerwiegenden Entscheidungen, dies auch hinsichtlich der Wichtigkeit, bei «großen» Entscheidungen beteiligt zu sein. Große Entscheidungen überließen mehr als die Hälfte der Kinder lieber ihren Eltern und den Ärzten. Eine wichtige Voraussetzung für eine aktive Einbindung des Kindes war eine vorbestehende Beziehung zum Arzt, Vertrautheit der Station und der Abläufe auf der Station. Von ärztlicher Seite waren Kommunikationsstil, Verhalten und Haltung gegenüber dem Kind und der Familie wesentliche Faktoren, die zu einer positiven Einschätzung des Kindes führten.

Coyne und Gallagher (2011) favorisieren für die Einbindung des Kindes ein fünfstufiges Modell von Harry Shier (2001), das hilfreich sein kann, um der Perspektive des kranken Kindes gerecht zu werden:

1. Unabhängig vom Alter wird das Kind angehört.
2. Das Kind wird darin unterstützt, seine Wünsche zu äußern.
3. Die Sichtweise des Kindes wird berücksichtigt.
4. Das Kind wird in den Entscheidungsprozess einbezogen.
5. Das Kind nimmt aktiv und mit eigener Verantwortung am Entscheidungsprozess teil (Verantwortung heißt nicht, dass das Kind die volle Verantwortung trägt, sondern dass die Verantwortung für die Entscheidung vom älteren Kind oder Jugendlichen mitgetragen wird).

Kinder mit sehr schweren Leiden, die für ihr weiteres Leben gravierende Konsequenzen haben oder lebensverkürzend sind, sollten möglichst früh darüber informiert und in die weiteren Ent-

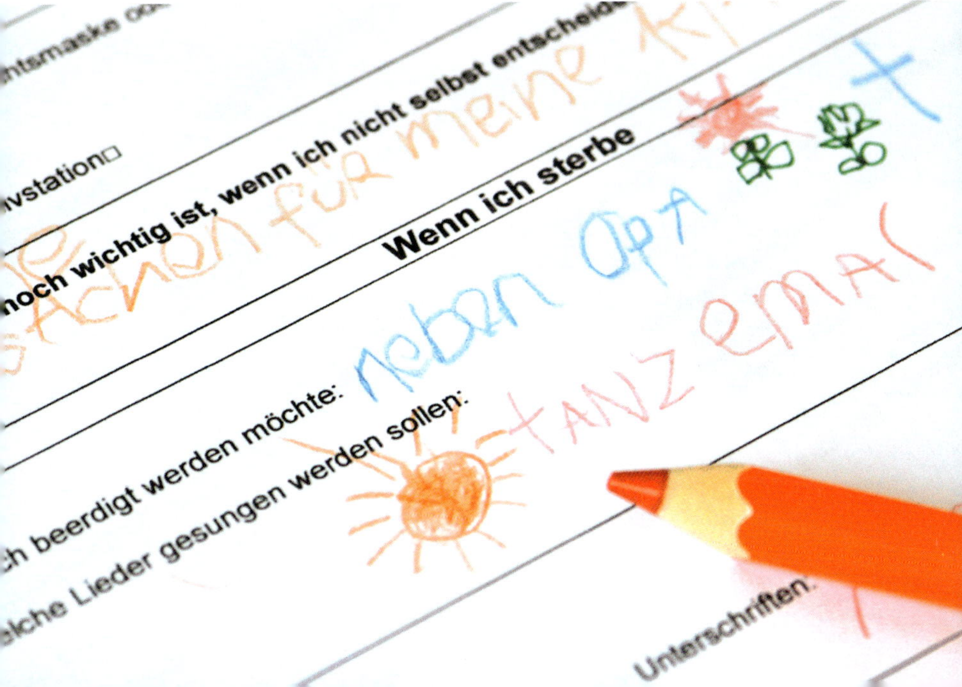

scheidungen einbezogen werden. Auch aus ethisch-juristischer Sicht gewinnt bei diesen Kindern, anders als bei Kindern, die eine gut heilbare Erkrankung haben, der Patientenwille ein größeres Gewicht (7).

2.5 «Ideales» Modell für Entscheidungsprozesse in der Palliative Care

In westlichen Gesellschaften gilt mindestens seit den 1980er Jahren das Modell des «partnerschaftlichen» Entscheidungsprozesses (auch partizipative Entscheidungsfindung, oder im Englischen shared decision-making) für medizinische Entscheidungen als angemessen und zielführend. Partnerschaftliche Entscheidungen basieren auf einer ausgewogenen Arzt-Patienten-Beziehung. Der Arzt vermittelt dazu dem Patienten die für eine Entscheidung notwenigen Informationen in einer ehrlichen und verständlichen Weise und der Patient nimmt mit Eigenverantwortung am Entscheidungsprozess teil. Inzwischen konnte gezeigt werden, dass diese aktive Rolle des Patienten zu Patientenzufriedenheit beiträgt und bessere Behandlungserfolge erzielt, unter anderem wegen einer höheren Bereitschaft des Patienten, Verantwortung für seine Behandlung zu übernehmen.

Dieses Modell der Entscheidungsfindung kann gleichermaßen auf medizinische Entscheidungen, die ein krankes Kind betreffen, übertragen werden. Selbstverständlich wird das Ausmaß der Teilnahme am Entscheidungsprozess vom Patienten und dessen Situation bestimmt. Dies gilt für einen Erwachsenen wie für ein Kind, das alt genug und reif genug dazu sein muss. Aber auch der gesundheitliche Zustand und das Leiden können natürlich die Möglichkeit einer aktiven Teilnahme beeinflussen, weshalb Patientenverfügungen entwickelt wurden.

2.6 Gibt es Patientenverfügungen für Kinder?

Leider noch nicht. Aber viele Menschen haben sich mit dieser Frage auseinandergesetzt, wissend, dass auch Kinder Wünsche haben wie sie behandelt werden möchten. In Deutschland wird ein Dokument «Empfehlungen zum Vorgehen in Notfallsituationen» (10) bei Kindern mit lebenslimitierenden Erkrankungen verwendet. Dieses Dokument wird vom betreuenden Arzt ausgefüllt und umfasst neben der genauen Diagnose Maßnahmen, die bei einem Notfall durchgeführt oder nicht durchgeführt werden sollen; beispielsweise Wiederbelebungsmaßnahmen. In England wurde ein sogenanntes «Wish-Document» (11) und in den USA ein Entscheidungsdokument (12) erarbeitet. Beide Dokumente erscheinen mir sehr hilfreich. Sie nehmen die Thematik kindlicher Wünsche in Abhängigkeit ihres Alters und ihrer Entwicklung sehr umfassend auf. **Abbildung 2-1** zeigt eine Zusammenstellung der beiden englischsprachigen Dokumente, die sich gegebenenfalls für die Erstellung eines eigenen Dokumentes für das betroffene Kind als Grundlage nutzen lässt.

2.7 Sterbehilfe bei Kindern?

Aktive Sterbehilfe gehört nicht in das Konzept der Palliative Care, weder bei Erwachsenen noch bei Kindern. In einzelnen Ländern (Niederlande, Belgien, US-Bundesstaat Oregon) kann Sterbehilfe bei Erwachsenen von Ärzten straffrei ausgeübt werden. In den Niederlanden und in Belgien gibt es zusätzlich Bestrebungen, dies auch für urteilsfähige Kinder (über 12 Jahre) gesetzlich zu regeln. In Belgien wird aktuell eine generelle, staatliche Erlaubnis für aktive Sterbehilfe bei Kindern, unabhängig ihres Alters diskutiert (13).

In diesem Zusammenhang müssen zwei Begriffe unterschieden werden: die aktive Sterbehilfe und die Beihilfe zum Suizid. Aktive Sterbehilfe bedeutet, dass dem Patienten ein Medikament mit der

Abbildung 2-1: Dokumentierte Wünsche des Kindes (in Anlehnung an Fraser et al. 2010; Hays et al. 2006)

Angaben zum Kind	**Ausgefüllt von:** **Datum:**
Involvierte Fachpersonen:	
Diagnose und andere Hintergrundinformationen	
Welche Probleme können auftreten?	
Maßnahmen und Therapien	**Wünsche des Patienten**
Zum Beispiel Lungenentzündung Röntgenbild ja/nein Vorteile: Nachteile:	**Bevorzugter Ort der Behandlung / Betreuung** **Behandlungsoptionen** Antibiotika Ernährung Unterstützung der Atmung
Antibiotika intravenös Vorteile: Nachteile:	**Falls weitere Verschlechterung eintritt, wo möchte ich sterben, wer soll bei mir sein:**
Palliative Maßnahmen/Therapie Vorteile: Nachteile:	
Was ist für meine Lebensqualität wichtig?	**Wichtige Umgebungsfaktoren** Großeltern wichtige Bezugspersonen Geschwister Schulfreunde

Abbildung 2-1: Fortsetzung

Diskussion

Plan

Vorgehen im Notfall

	Ja	Nein
Sauerstoffgabe über Gesichtsmaske	☐	☐
Intubation	☐	☐
Maskenbeatmung	☐	☐
Herzmassage	☐	☐
Verlegung auf Intensivstation	☐	☐

Was mir sonst noch wichtig ist, wenn ich nicht selbst entscheiden oder mich äußern kann:

Wenn ich sterbe

Wie ich beerdigt werden möchte:

Welche Lieder gesungen werden sollen:

Datum:

Unterschriften:

Quellen: Fraser, J. et al. (2010): Advanced Care Planning in Children with Life-Limiting Conditions – the Wishes Document. Archives of disease in childhood, 95: p. 79–82.
Hays, R. M. et al. (2006): The Seattle Pediatric Palliative Care Project: Effects on Family Satisfaction and Health-Related Quality Of Life. J Palliat Med, 9: p. 716–28.

Absicht verabreicht wird, dass er durch die Gabe des Medikamentes stirbt. «Aktiv» bedeutet, das Medikament wird durch eine andere Person gegeben und nicht vom Patienten selbst genommen. In der Regel erfolgt dies durch die Vene. Beihilfe zum Suizid bedeutet, dass dem Patienten geholfen wird, sich selbst das Medikament zu verabreichen. Die «Beihilfe» besteht darin, dass der Arzt das Medikament verordnet und zur Verfügung stellt, die Infusion anhängt und der Patient selbst aber den Hahn öffnet oder der Patient die Tabletten schluckt und damit selbst bestimmt, dass das Medikament in seinen Körper kommt und zum Tod führt. Aus ethischer Sicht besteht die Rechtfertigung der Sterbehilfe in dem Recht des Menschen auf Selbstbestimmung (Autonomie).

Anders als in Deutschland, wird in der Schweiz Beihilfe zum Suizid für erwachsene Patienten von zwei Organisationen (EXIT, Dignitas) seit vielen Jahren angeboten, genutzt und von der Bevölkerung weitgehend akzeptiert. Eine bundesgesetzliche Regelung für die Schweiz wurde sehr kontrovers diskutiert (14). Anders als in den Niederlanden, Belgien und im US-Bundesstaat Oregon ist Sterbehilfe jedoch nicht Teil der ärztlichen Tätigkeit. Sich als betreuender Arzt dem von einem Patienten geäußerten Wunsch nach Sterbehilfe nicht zu stellen und dies damit zu begründen, dass das nicht zu den ärztlichen Aufgaben gehört, ist aus mehreren Gründen problematisch. Im Vordergrund steht, dass damit einem Bedürfnis eines schwerkranken Patienten von ärztlicher Seite nicht in gewünschtem Maß Rechnung getragen und Verständnis entgegengebracht wird. Dem Sterbewunsch kann zugrunde liegen, dass das Leiden vom Patienten trotz palliativer Maßnahmen als «unerträglich», ja vielleicht sogar als «unmenschlich» beurteilt, oder Selbstbestimmung als sein höchstes persönliches Primat angeführt wird. Möglicherweise wird von einem Menschen, der das Schicksal seiner Krankheit durchlebt hat, die vielleicht zu einem Verlust von Autonomie geführt hat, die Bestimmung des eigenen Sterbens als letzter Teil seiner noch bleibenden Autonomie erlebt.

Kinder können in ähnlicher Weise ihren Sterbewunsch formulieren. Aus verschiedenen, vor allem ethisch-juristischen Gründen, kann diesem Wunsch nicht stattgegeben werden. Glücklicherweise kommt dies auch nur sehr selten vor. Eine ähnliche Ausnahmesituation kann auch Eltern betreffen, die sich eine Beschleunigung des Sterbeprozesses oder gar das Herbeiführen des Todes von den betreuenden Ärzten wünschen. Auch wenn die ärztliche Haltung klar ist – Sterbehilfe ist bei Kindern im deutschsprachigen Europa nicht erlaubt – scheint es mir wichtig zu betonen, dass diesen Kindern, Jugendlichen und Eltern Respekt gebührt. Palliative Care beinhaltet auch hier das Suchen nach einem Weg, der den Wünschen Raum gibt und zugleich ein ethisch-juristisch korrektes Verhalten des medizinischen Personals zu jedem Zeitpunkt gewährleistet. Leider ist es eine Tatsache, dass Palliative Care nicht immer die gewünschte Leidenslinderung erreicht und dies müssen sich auch Fachpersonen und Spezialisten der Palliative Care eingestehen.

Hierüber wurden und werden spannende Diskurse geführt, die viele Fragen aufwerfen. Vertreter der Palliative Care und Sterbehilfe-Organisationen verfolgen gleichermaßen das Ziel, menschliches Leiden zu lindern und betrachten den Tod nicht als den schlimmsten Ausgang eines häufig langen Leidens (15). Als Hauptargument gegen eine Legalisierung jeglicher Sterbehilfe werden die Unvereinbarkeit mit dem ärztlichen Ethos, die Gefahr der Willkür und der Verweis auf die Euthanasie während des «Dritten Reiches» angeführt. Hurst und Mauron vom Bioethischen Institut in Genf diskutieren wichtige Fragen in Bezug auf die Berechtigung der Aussage eines Menschen, sein Leben sei nicht mehr lebenswert und inwieweit Palliative Care für sich in Anspruch nehmen darf, dem zu entgegnen, dass Palliative Care das Leben wieder lebenswert mache. Selbstverständlich wäre es fatal, die Beurteilung «lebenswert» in die Hand dritter zu legen, was bei Kindern oder nicht urteilsfähigen Menschen im informellen Austausch zwischen Fachpersonen sowie «auf der Straße» durchaus leider passiert. Neben einem lebenswerten Leben wird auch die Frage eines «guten Todes» diskutiert. Ist ein guter Tod eine Frage der Akzeptanz? Sterben Menschen, die ihr Schicksal der unheilbaren Krankheit angenommen haben und sich bewusst auf ihr Sterben einstellen, «besser»? Oder ist es wichtig, selbst wählen zu können, nämlich wie und wann man stirbt? Erwachsene, die für sich eine Sterbehilfe wünschen, werfen die prinzipielle Frage auf, wie weit der Anspruch auf Selbstbestimmung geht. Unabhängig davon müssen sich insbesondere Ärzte fragen, wie sie diesem Wunsch begegnen, ohne der Person ein Gefühl der Zurückweisung oder des tiefen Unverständnisses zu vermitteln, was das Gefühl der Einsamkeit am Lebensende nur vergrößern würde. Denkt man dies nun weiter in Bezug auf ein Kind und dessen Eltern, entsteht ein ähnliches Dilemma, das die Beziehung zum betreuenden Team extrem belasten kann.

Welchen Stellenwert hat die Frage nach Sterbehilfe bei Kindern? In meiner Erfahrung, in meinem Alltag als Kinderonkologin und Palliativmedizinerin ist der Stellenwert dieser Frage gering. Ich wurde mit der Frage nach Sterbehilfe konkret zweimal konfrontiert. Oder anders ausgedrückt, ich bin mir über zwei Situationen bewusst, was nicht heißt, dass nicht häufiger versucht wurde, mir diese überaus schwierige Frage zu stellen, und ich sie nicht wahrgenommen habe. In den beiden erinnerten Situationen waren es die Eltern, die die Frage formulierten, nie der Jugendliche oder das Kind selbst.

Auf die Frage ob meine Erinnerung die tatsächliche Häufigkeit wiederspiegelt, möchte ich von einer eindrücklichen Diskussion an einem kinderonkologischen Kongress vor mehr als 15 Jahren berichten: Der berühmte Kinderonkologe Professor Dietrich Niethammer (Kapitel 3) sagte, Kinder würden nur dann das Thema ihres eigenen Todes ansprechen, wenn sie spürten, dass ihr Gegenüber offen und bereit dafür sei und sie auch mit einer Antwort auf ihre Frage rechnen dürften. Wenn dieses Gefühl im Kind nicht entsteht, verstummen sie. Von Sterbehilfe distanzierte er sich überzeugend und klar. Ein niederländischer Kinderarzt entgegnete ihm, dass diese Wahrnehmung genauso auf die Frage nach Sterbehilfe zutreffe. Wenn wir nicht offen dafür sind, werden wir nicht gefragt, vielleicht hören wir es auch nicht.

Mich hat diese Diskussion damals sehr beschäftigt. Sie leuchtete mir ein. Ich schließe nicht aus, dass auch von mir diese Offenheit nicht ausgeht.

Kapitel 3: Werde ich wieder gesund?

Was verstehen Kinder, wenn sie schwer krank sind? Und wie möchten sie von ihren Eltern und den «verstehenden» und «wissenden» Erwachsenen informiert werden? Welche Wege gehen sie, um das was sie wissen wollen in Erfahrung zu bringen, besonders wenn die Informationen nicht so fließen wie sie es sich vorstellen? Und wie gehen Kinder mit ihrem Wissen über Krankheit und Tod um?

Die Diagnose einer Krebserkrankung kann mit dem Bild des einschlagenden Blitzes verglichen und die Reaktion darauf als Schock bezeichnet werden. Das Unheilvolle bahnt sich zwar häufig an, aber auch wegen der dann sehr schnell einsetzenden Maßnahmen wie einer Narkose für Untersuchungen, die zur Diagnosestellung notwendig sind, eine Operation, die beginnende Therapie, grenzt sich dieser «Zeitpunkt» markant ab und es gibt ein brutal erscheinendes «Vorher» und «Nachher». So sagte eine Mutter bei der Übermittelung der Leukämie-Diagnose ihrer elfjährigen Tochter, die weniger als zwei Stunden nach Eintreffen in der Notaufnahme aufgrund der Analyse des Blutbildes gestellt werden musste: «Vorhin waren wir doch noch in der Buchhandlung und jetzt das, das kann doch gar nicht wahr sein!» Aus der elfjährigen Tochter, die alles genau verfolgte, sprudelte eine Unzahl von Fragen: «Kann man das heilen?» «Muss ich sterben?» «Wann kann ich wieder in die Schule?» «Fallen meine Haare aus?» «Was muss ich jetzt machen?» Das unerbittlich Fordernd-Fragende verstummte in den nächsten Wochen; sie stellte keine Fragen mehr und zeigte sichtliches Unbehagen über die weiterhin und immer wieder gleich gestellten Fragen der Mutter, auf die es leider keine Antwort gab. Um zu verstehen, was hier passiert, warum Kinder verstummen können, wird im Folgenden auf die Entwicklung des Kindes, wie es sich eine Vorstellung von Leben, Krankheit und Tod macht, eingegangen.

3.1 Wie Kinder Krankheit, Sterben und Tod verstehen

Jeder Mensch erwirbt sich im Laufe seines Lebens die Bedeutung der Begriffe Leben, Krankheit, Sterben und Tod. Jedes Kind und jeder Erwachsene entwickelt seine eigene Auffassung und Einstellung, je nachdem in welcher Umgebung das Kind oder der Erwachsene aufwächst. Erfahrungen mit Krankheit, Sterben und Tod, kulturelle und religiöse Werte, die häufig von der Familie vermittelt werden, prägen unsere Einstellung. Nachfolgend wird beschrieben, welches Verständnis Kinder, je nach Alters- und Entwicklungsstufe, von Leben, Krankheit, Sterben und Tod haben (16). Dabei ist zu beachten, dass Kinder, die chronisch krank sind und sich mit Sterben und Tod auseinandersetzen, häufig eine reifere Vorstellung haben als gesunde gleichaltrige Kinder. Wenn Kinder nicht selbst betroffen, aber mit der Krankheit oder dem Tod eines nahestehenden Menschen konfrontiert sind, hängt ihre Reaktion von verschiedenen Faktoren ab: Wie reagiert die Familie, wie bereitet sie das Kind auf die Krankheit der Großmutter oder deren Tod vor? Wie ist diese Person gestorben? Ein unerwarteter Todesfall, zum Beispiel durch einen Unfall oder Suizid, ist sehr viel schwieriger zu vermitteln und zu verstehen als einen Krankheitsprozess, das Schwächerwerden eines nahestehenden Menschen selbst zu beobachten und im wahrsten Sinne des Wortes zu «be-greifen».

3.1.1 Verständnis von Leben

Das kindliche Verständnis von Leben ist faszinierend und uns Erwachsenen meist nicht bewusst. Der Entwicklungspsychologe Jean Piaget hat in den 1920er Jahren ein bedeutendes Werk «Das Weltbild des Kindes» geschrieben, in dem die Entwicklung des

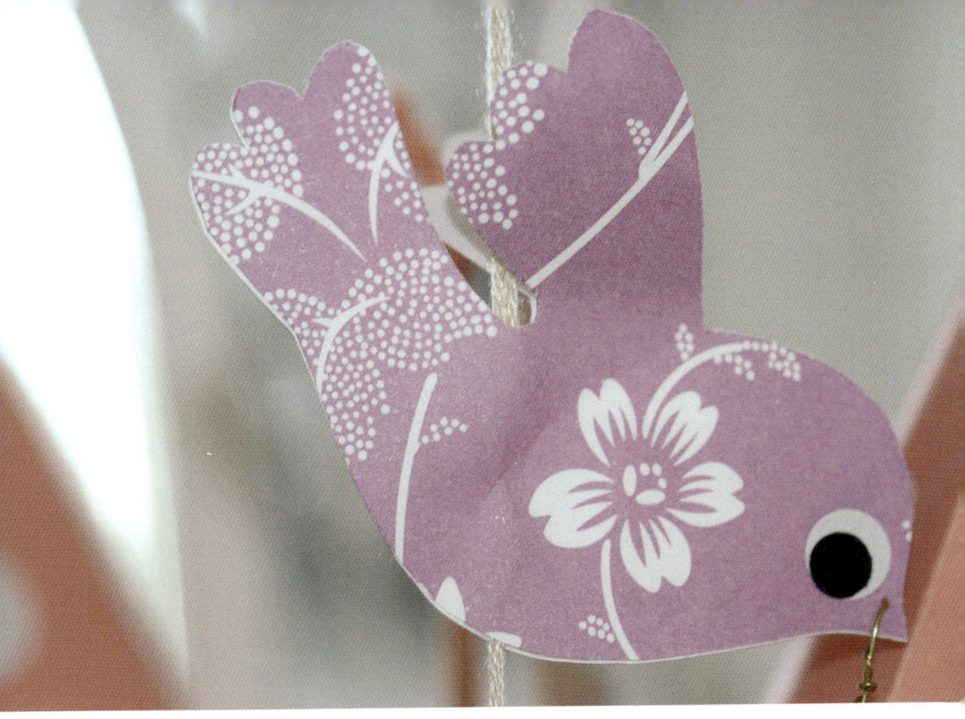

Kindes und seine Wahrnehmung der Welt wissenschaftlich fundiert beschrieben ist. In diesem Buch geht er unter anderem der Frage nach wie Kinder unterschiedlichen Alters Gegenstände, die für Erwachsene leblos sind, mit Leben und Bewusstsein «ausstatten» (17). Am Anfang seiner Entwicklung nimmt das Kind zwischen sich selbst und der Außenwelt keine Grenzen wahr. So ist verständlich, dass für drei- bis sechsjährige Kinder alles lebend und mit Bewusstsein ausgestattet ist, was eine Aktivität, Funktion oder Nützlichkeit besitzt (Beispiele: brennende Kerze, ein Stein, der bewegt oder mit Wasser benetzt wird, die Sonne, die Licht gibt). Im Alter von sechs bis acht Jahren wird nur noch beweglichen Gegenständen, wie Wolken, Flüssen, Wind, Fahrzeugen oder Feuer ein Bewusstsein und Lebendigkeit zugeschrieben. Zwischen acht und zwölf Jahren wird das Innehaben von Bewusstsein nur noch auf Körper mit einer Eigenbewegung reduziert und Leben neben den Pflanzen an Eigenbewegung geknüpft. Mit elf oder zwölf Jahren zeigt sich ein den Erwachsenen ähnliches Verständnis.

3.1.2 Verständnis von Krankheit

Kinder entwickeln immer Gedanken und Fantasien über ihre Krankheit. Es ist nach wie vor weit verbreitet, dass ein Kind auf die Frage, warum Kinder krank werden, antwortet «weil sie böse sind». Krankheit wird demnach häufig als eine Bestrafung angesehen. Sehr schön ist dieser Aspekt in dem Buch über die Sprachlosigkeit kranker Kinder von Professor Niethammer aus Tübingen beschrieben (18) (S. 15):

> Es gehört nicht viel Fantasie dazu, sich vorzustellen, dass die Annahme, mit einer Krankheit bestraft zu werden, die Kinder sehr belastet. Die Krankheit wird deshalb zu einer schweren Last, unabhängig von ihren eigenen Folgen, die oft schlimm genug für das Kind sind. Die Kraft, gegen die Krankheit anzukämpfen und sie positiv zu bewältigen, wird dadurch auf jeden Fall geschwächt, es entsteht eine masochistische und passive Einstellung ihr gegenüber. Manchmal – zum Glück geschieht das jedoch nur sehr selten – verstärken Eltern noch dieses Schuldgefühl, unter anderem auch deshalb, weil sie verzweifelt nach einer Ursache für das unerklärliche Geschehen suchen.
> Nicht immer sprechen die Kinder die Frage nach ihrer Schuld von sich aus an. Sie sind entweder zu schüchtern, haben noch nicht genug Vertrauen zu den neuen Betreuungspersonen gefasst oder haben Angst davor, ihren Eltern gegenüber eine Verfehlung, die sie als Auslöser ansehen, zuzugeben. Es kann aber auch sein, dass sie Angst haben, bestätigt zu bekommen, dass die Krankheit eine Strafe für ihre Verfehlung ist, und manche Kinder leben unbewusst lieber mit der Ungewissheit.

Die Vorstellung von Schuld und Bestrafung hat ebenso wie die Vorstellung von krankheitsauslösenden bösen Geistern, Dämonen und Zauber archaische Wurzeln. Sie findet sich – auch heute noch – nicht nur bei Kindern sondern auch bei Erwachsenen. Diese Vorstellung magischer Einflüsse auf den menschlichen Körper ist aber auch ein Element der kognitiven Entwicklung des Kindes. Jean Piaget unterteilte sie in vier Hauptphasen (19), die heute noch Gültigkeit haben:

In den ersten zwei Lebensjahren baut sich das Kind das Grundgerüst für seine späteren intellektuellen Fähigkeiten, sein Denken auf. Die Bausteine dieses Gerüstes können zwar vom Kind nicht verbalisiert werden, aber es besteht Einigkeit darüber, dass diese Bausteine eine Voraussetzung für die später folgenden Entwicklungsschritte sind. Darin zeigt sich eine Intelligenz des Kindes, die vor dem Spracherwerb vorhanden ist. Diese wird als «sensomotorische Intelligenz» bezeichnet. Das Kind kann noch nicht zwischen dem Ich und dem Anderen unterscheiden. Krankheit wird nicht als solche wahrgenommen, aber das Kind spürt, dass «etwas nicht stimmt» und reagiert darauf bereits sehr deutlich (beispielsweise durch ein verändertes Trink-, Ess-, Schlaf- und Spielverhalten).

Von zwei bis sechs Jahren durchläuft das Kind die spannende Entwicklung, nicht mehr alles auf den eigenen Körper und das eigene Tun zu beziehen, sondern zu trennen, ebenso entstehen erste Anzeichen von Kombinationsfähigkeit. Das Kombinieren gelingt jedoch zunächst nur auf einer praktisch-motorischen Ebene. Das vier- oder fünfjährige Kind beginnt, alleine in den Kindergarten zu laufen, kann den Weg aber nicht mit Hilfe von Bausteinen nachkonstruieren. Krankheit wird noch aus einer sinnlich, selbstbezogenen Wahrnehmung heraus erklärt. Ein «äußeres» Objekt wird für die Erkrankung verantwortlich gemacht, dieses kann aber räumlich und zeitlich weit entfernt sein (20). Auf die Frage «Wie erkältet man sich?» könnte ein Kind dieser Entwicklungsphase beispielsweise antworten: «Von draußen!» und auf die Gegenfrage «Wie kriegt man es von draußen?», weiß dieses Kind bereits etwas von der Möglichkeit der Ansteckung und sagt: «Einfach so. Wenn jemand dir zu nahe kommt.» Die erneute Frage «Wie denn?» lässt es nicht einfach nur offen und unbeantwortet sondern sagt: «Ich weiß nicht – durch Zauberei, denk ich.» (aus Petermann et al., S. 44). Piaget und Inhelder bezeichnen diese zweite Phase als «prä-operativ». Das Verständnis von «Ansteckung» wird in dieser Zeit angelegt und gilt für die Entstehung vieler Krankheiten, auch solcher, die nicht durch Ansteckung zu erklären sind.

Von sechs bis elf Jahren, wenn Kinder das Rechnen erlernen, lernen sie eine höhere Stufe der Abstraktion und Vorstellung. Das krankmachende Virus einer Erkältung gelangt also nicht mehr durch Zauberei in den Körper, sondern indem man es sich einverleibt – schluckt oder einatmet. Diese dritte Phase beschreibt die «konkret-operationale» Vorstellung des Kindes.

Ab etwa elf Jahre werden Krankheiten als Prozess eines physiologischen Geschehens verstanden. Auf die aufgeführten Fragen wird erklärt (aus Petermann et al., S. 45):

- *Es ist alles verstopft innen drin, die Stirnhöhlen sind voll von Schleim. Manchmal auch die Lungen und man fängt an, zu husten.*
- *Ich glaube, das liegt an Viren. Andere Leute haben den Virus und der gerät in den Blutkreislauf und führt zur Erkältung.*

Neben dieser Entwicklung, die jedes Kind durchläuft, stellt sich die Frage wie Kinder, die sehr jung eine schwere Krankheit entwickeln, ihre Krankheit verstehen. Hierzu hat Myra Bluebond-Langner Ende der 1970er Jahre als Anthropologie-Studentin Kinder im Alter von drei bis neun Jahren auf einer Leukämie-Station in den USA beobachtet und analysiert (21). Sie beschreibt fünf Entwicklungsschritte, in denen sich diese Kinder mit ihrer Krankheit auseinandersetzten. Damals verliefen Leukämien im Kindesalter noch meist tödlich. Den Prozess der Kinder nennt sie Sozialisation, ähnlich der Anpassung an gesellschaftliche Normen. Beim Lesen der Dialoge und ihrer Beobachtungen spielender oder im Bett liegender schwerkranker Kinder ist das schnell nachvollziehbar. Da die Kinder damals, im Gegensatz zu heute, Informationen nicht über ihre Eltern oder das Behandlungsteam erhielten, zogen sie Rückschlüsse aus ihren eigenen Beobachtungen der anderen Kinder, die an der gleichen Krankheit litten und aus dem Verhalten der Erwachsenen. Die fünf Schritte der Erkenntnis des Kindes nach erfolgter Leukämiediagnose sind: 1) es ist eine schwere Krankheit; 2) Namen der Medikamente und Nebenwirkungen sind den Kindern bekannt; 3) Ziele der Therapie und von Untersuchungen – wie einer Knochenmarkpunktion – sind vertraut; 4) die Krankheit wird als eine Folge von Remissionen und Rückfällen erkannt; und 5) diese Folge schließt den Tod mit ein. Über diese Stufen wurde von den Kindern in der Folge auch das eigene Befinden verstanden. Ich bin: 1) schwerkrank, 2) schwerkrank aber es wird besser, 3) immer krank aber es wird besser, 4) immer krank und es wird nicht besser, 5) unheilbar krank – ich werde sterben.

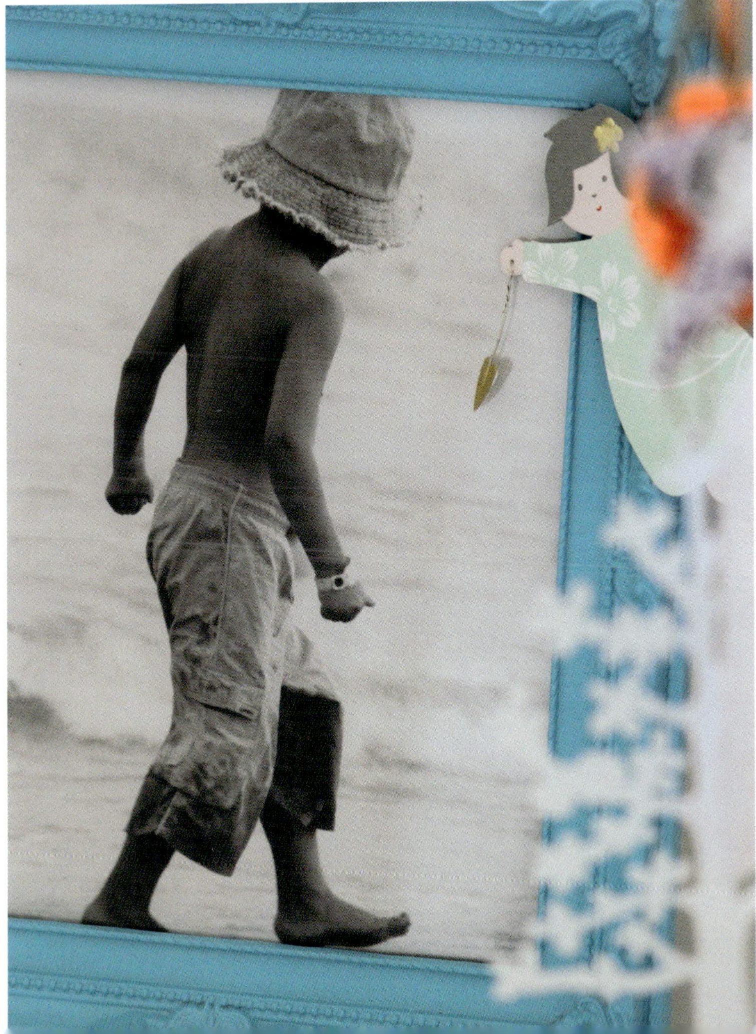

Wissenschaftler sind sich einig, dass die Erkrankung des Kindes wie andere tiefgreifende Ereignisse im Leben eines Kindes zu einem für das entsprechende Alter fortgeschrittenen Krankheitsverständnis und zu einer beschleunigten Entwicklung führen (16, 18, 22). Für die Begleitung und Unterstützung des schwerkranken Kindes und auch der Geschwister, Spiel- oder Schulkameraden ist das Wissen um entwicklungspsychologische und die mit einer Krankheit entstehenden Vorstellungen enorm wichtig. Das Kind zu fragen, was es über seine Krankheit weiß und denkt und was es vielleicht aus Gesprächen zwischen Erwachsenen aufgeschnappt hat, kann helfen, seinen Ängsten und Fantasien kindgerecht und individuell zu begegnen.

3.1.3 Verständnis von Sterben und Tod

Das Konzept von Leben und Tod entwickelt jeder Mensch im Laufe seines Lebens. Diese Entwicklung wird neben dem Alter des Kindes und seinen Reifungsprozessen von der Umgebung des Kindes und Ereignissen, die zu einer Konfrontation mit der Endlichkeit des Lebens führen, beeinflusst. In Bezug auf die Altersabschnitte, zu welchem Zeitpunkt sich die kindliche Vorstellung wie weit entwickelt hat, gibt es bisher keine Übereinstimmung in der entwicklungspsychologischen und medizinischen Literatur.

Säuglinge und Kleinkinder (0–2 Jahre)

Sehr kleine Kinder, die jünger als zwei Jahre sind, haben noch keine der Wirklichkeit entsprechende Vorstellung von Krankheit oder Tod. In den ersten Lebensmonaten erwirbt sich der Säugling durch den häufigen Wechsel von Schlaf- und Wachzuständen eine Basis für das Verständnis von «Dasein» und «Abwesenheit», die einem «Nicht-Existieren» ähnlich ist. Die Auseinandersetzung mit diesen Zuständen mündet in der weiteren Entwicklung in dem häufig sehr lustvollen Spiel des «Guguus – dada», beziehungsweise «Guckuck – Da!». Das Vertrauen, dass alles was verschwindet – der unter der Decke versteckte Bär, der heruntergeworfene Löffel – wiederkehrt, wird aufgebaut. Allerdings kann dieser Lernprozess in Teilen sehr schwierig sein – das Einschlafen und Aufwachen oder die Mutter, die geht und sagt, sie komme gleich wieder. Säuglinge müssen diese Wechsel lernen. So ist verständlich, dass die Trennung von der wichtigsten Bezugsperson, der Mutter, durch Krankheit oder Tod, zu einer massiven Traumatisierung des Säuglings und Kleinkindes führen kann. Der Tod eines anderen Familienmitgliedes wird vermutlich nicht in gleichem Ausmaß traumatisch erlebt. Allerdings wird der Säugling Veränderungen wahrnehmen und auf starke Gefühlsäußerungen von Mutter oder Vater mit Unruhe, Veränderungen des Ess- oder Schlafverhaltens reagieren. Umso wichtiger ist es deshalb, Abläufe rund um den Säugling so wenig wie möglich zu ändern und ungewohnte Geräusche und Ereignisse, wie zum Beispiel viele und unbekannte Menschen oder lautes Weinen, vom Säugling fern zu halten. Ist mit dem Tod einer für den Säugling wichtigen Bezugsperson – wie die Mutter – zu rechnen, sollte das Kind frühzeitig an eine Ersatzperson gewöhnt werden. Wenn das Kind dann älter geworden ist (ab etwa drei Jahre), kann man beginnen, mit ihm über den zurückliegenden Verlust des Familienmitglieds zu sprechen.

Im zweiten Lebensjahr wird das Verständnis für «belebt» und «unbelebt» aufgebaut, was als wesentliche Grundlage für die später zu entwickelnde Realitätsprüfung gilt. Kinder beginnen ihre Gefühle auszudrücken, und es wird erkennbar, wenn sie ängstlich, zornig, ärgerlich oder traurig sind. Auf den Verlust einer nahen Bezugsperson können Kinder dieses Alters mit heftigen Wutausbrüchen und Desinteresse am Spielen reagieren und so ihre Verzweiflung und Frustration zum Ausdruck bringen. Sie verstehen nicht was geschehen ist, suchen nach dem Verstorbenen, häufig über lange Zeit. Auch für Kinder in diesem Alter ist es wichtig, gewohnte Abläufe so wenig wie möglich zu ändern und dem Kind viel Zeit zu widmen. Ab etwa 18 Monaten versteht das Kind einfache Sätze wie «Deine Mamma ist nicht mehr da» und diese zu wiederholen, um dem Kind zu helfen, die Situation so weit wie möglich zu verstehen. Es ist wichtig, diese Mitteilungen möglichst einfach zu gestalten und dem Kind immer wieder Sicherheit und Konstanz zu vermitteln.

Trotz dieser sehr frühen Lernprozesse, ist das Verständnis des Kindes noch sehr unreif. Der Tod bleibt etwas vollständig Abstraktes, dessen Endgültigkeit nicht erfasst werden kann.

Kleinkinder, Kindergarten- und Vorschulalter (2–6 Jahre)

Mit dem Spracherwerb schenken uns Kinder Einblick in ihre fantasievoll ausgeschmückte Welt. Das Denken ist magisch und das Kind selbst steht im Zentrum seines Denkens und seiner Welt. Die Realität ist eng mit der Fantasie verwoben. In diesem Stadium kann das Kind der Überzeugung sein, dass der Tod Folge eines Streites oder eine Vergeltung für aggressive Wünsche ist. Dabei erscheint es logisch, dass «Gutsein» vor dem Tod bewahren kann. Zugleich sind die kindlichen Vorstellungen vom Tod fließend und wechselhaft. Das heißt, man kann mehr oder weniger tot sein und ein Toter kann jederzeit in das Leben zurückkehren. Die Endgültigkeit des Todes wird noch nicht verstanden. Es ist also nicht verwunderlich, wenn ein fünfjähriges Kind zu einem aufgebahrten Toten geht und ihn anstupst, weil es annimmt, es könne dadurch den Toten zum Leben erwecken. Später wird der Tod auf das Anhalten bestimmter Funktionen reduziert wie Wachstum und Bewegung, während andere fortbestehen. So kann ein Verstorbener Hunger haben oder ein Kind im Alter von drei Jahren kann in der Konfrontation mit dem Tod eines Erwachsenen die Idee entwickeln, dass es selbst nicht stirbt wenn es nicht wächst. Kinder können sich verantwortlich für Ereignisse und sogar für den Tod eines Menschen fühlen, weshalb es von großer Wichtigkeit ist, diesen Kindern immer wieder zu versichern, dass sie keine Schuld tragen und ihnen in einfachen Worten zu erklären, was passiert ist. Dabei ist es wichtig, keine zu bildhafte Sprache zu verwenden, da diese in diesem Alter nicht verstanden wird.

Der jüngere Bruder der fünfjährigen Lisa stirbt nach langer Krankheit im Beisein der Familie im Spital. Die Familie bleibt nach dem Tod im Zimmer des verstorbenen Kindes. Lisa beobachtet das Geschehen genau und betastet und untersucht ihren toten Bruder. Dabei stellt sie fest, dass sich der Körper anders anfühlt als vorher. Sie beschreibt, dass ihr Bruder kalt ist und sich nicht bewegt und verlangt von ihrer Mutter eine Erklärung dafür. Diese erklärt, dies käme daher, weil jetzt keine «Energie» mehr da sei. Mit dem Wort «Energie» kann Lisa nichts anfangen und will das genauer erklärt haben. Die Mutter sagt daraufhin, das sei wie bei einem Staubsauger, wenn man den Stecker herausziehe und der Strom, also die Energie fehle, funktioniere der Staubsauger nicht mehr, weil er keine Energie mehr habe. So sei das auch bei ihrem Bruder, er habe keine Lebensenergie mehr, die ihn warm halte oder ihm helfe, sich zu bewegen. Lisa macht das sehr nachdenklich. Schließlich wendet sie sich zur Ärztin und zur Mutter und verlangt, dass jemand den Stecker wieder einstecken solle, damit ihr Bruder wieder aufwache und weiterlebe.

Dies ist ein Beispiel dafür, wie wörtlich Kinder dieses Alters uns Erwachsene nehmen. Hätte sich Lisa nicht geäußert, hätte ihre Vorstellung nicht korrigiert werden können und es hätte sie möglicherweise lange beschäftigt und belastet, warum man ihren toten Bruder nicht wieder «eingesteckt» und ins Leben zurückgerufen hat, wenn dies so einfach geht. Das Beispiel zeigt weiterhin die Wichtigkeit auf, den Gedanken von Kindern nachzugehen, ihr Verständnis, ihre Ideen und Gefühle zu erfragen und ihre Missverständnisse zu korrigieren. Für ein Kind dieses Alters ist es wichtig, seine Fragen immer wieder stellen zu dürfen. Es möchte wissen, was passiert ist und warum, und wo der Tote hingegangen ist. Dies immer wieder zu hören, hilft ihm, die Realität zu «erproben» und das Geschehene langsam zu verarbeiten. Der Tod muss vorbereitet und realistisch beschrieben werden; dass der Körper ganz und gar aufhört zu funktionieren und nichts mehr spürt, nicht mehr atmet oder sich bewegt.

Damit das Kind diese Erklärungen nicht auf sich selbst bezieht, ist es wichtig zu erklären, dass Menschen sterben, wenn sie sehr, sehr alt sind oder sehr, sehr krank waren. Diese Übertreibungen können dem Kind helfen, den Unterschied zu normalen Krankheiten zu verstehen, da es ja selbst auch manchmal krank ist. Bildliche Beschreibungen wie «ist eingeschlafen», «ist gegangen», «wir haben ihn verloren» sollen vermieden werden. Das Kind kann sonst die

Vorstellung entwickeln, dass es abends einschläft und nicht mehr aufwacht weil es gestorben ist. Um sich selbst, als erklärende Mutter oder erklärender Vater, ein Bild davon machen zu können, was das Kind verstanden hat, sollte es gefragt werden, was es von dem Gesagten hält und wie es das verstanden hat.

Schulalter (7–11 Jahre)

Mit der Einschulung wird das Zeitempfinden differenzierter und die Sterblichkeit des Menschen wird realisiert und dessen Endgültigkeit zunehmend verstanden. Etwa mit neun Jahren gilt das Todeskonzept weitgehend ausgereift. Der Tod wird in diesem Alter personifiziert, als eine Art Engel oder Skelett und weiterhin zeichnen sich die magischen Vorstellungen des Kindes ab. So sind sie überzeugt, dass es möglich ist, dem Tod mit List und Stärke zu entrinnen. Hierzu passt auch die weiterhin bestehende Vorstellung von Schuld und Strafe. Kinder dieses Alters können sich infolge eines Todesfalls große Sorgen um die Gesundheit der anderen Familienmitglieder machen und weitreichende Ängste entwickeln. Sie brauchen die Nähe ihrer Eltern mehr als zuvor, wollen nicht auswärts schlafen. Andererseits scheint die Nähe zu einem Jenseits, zum Himmel größer zu sein. Dies veranschaulicht ein Brief einer Großmutter an Elisabeth Kübler-Ross (23):

> Sehr geehrte Frau Dr. Ross,
> Ich habe immer mit großem Interesse zugehört, wenn Sie im Fernsehen aufgetreten sind. Sie scheinen die einzige Person zu sein, die so starke Überzeugungen hat wie ich.
> Ich habe zwei Enkel. Der ältere steht mir geistig sehr nahe. [Im Folgenden führt sie zu einem Gespräch mit ihrem Enkel ein.]
> J: Wirst du ein Engel sein, wenn du stirbst, Großmama?
> Ich: Das hoffe ich.
> J: Man kann Engel nicht sehen, gell?
> Ich: Nein.
> J: Könntest du jetzt sterben, Großmama? Dann könntest du immer bei mir sein.
> Wir sprachen davon, was wir tun werden, wenn wir uns nicht mehr um unseren Köper kümmern müssen. Ich sagte auch beiden, dass ich keinen

Grabstein wollte, sondern nur einen Baum mit schönen Blumen und Beeren für die Vögel […].
J: Die anderen werden denken, dass du fort bist, gell. Aber ich weiß Bescheid!
[Sie berichtet wie der Enkel zu malen begann und ihr eine Karte schickte – mit einem Regenbogen, Blumen für die Vögel und einem Topf voll Glück.] Das ist es, was ich ihm jetzt bedeute, aber der Topf voll Glück bedeutet auch, dass der Kummer des Abschieds fortgenommen ist.

Jugendliche

Die kognitiven Vorstellungen des Jugendlichen vom Tod unterscheiden sich kaum von denen der Erwachsenen. Betroffene Jugendliche zeigen sich entweder «sachlich» unberührt von dem Thema, das sie weit in die Zukunft lokalisieren oder abwehrend zynisch, um ihre Angst vor dem Tod zu verbergen. So sagte ein Jugendlicher kurz vor seinem Tod zu mir als ich ihn besorgt wegen seines offensichtlichen Leidens fragte, ob ich seine Eltern anrufen und bitten soll zu ihm zu kommen: «Keine Sorge, so schnell kratze ich nicht ab.» Diese brüsk wirkende Form der Auseinandersetzung und Bewältigung eines unabwendbaren Schicksals zeigt sich auch

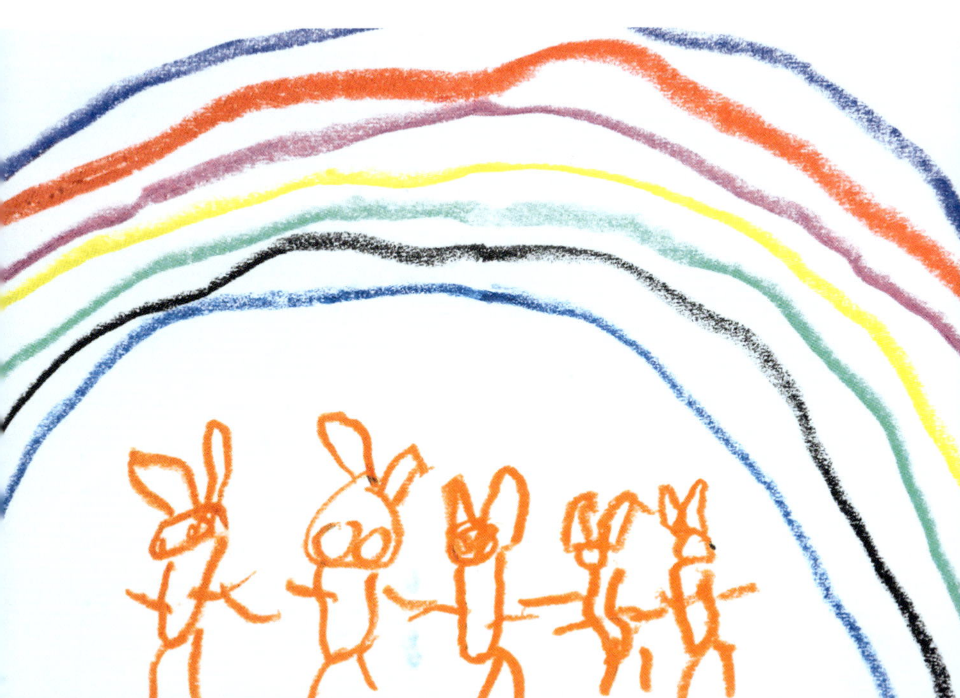

in Büchern, die in den letzten Jahren erschienen sind (siehe Buchempfehlungen im Anhang). Dahinter verbirgt sich der Jugendlichen eigene Scharfsinn und Witz, der zumindest teilweise hilft, gegen den unendlichen Schmerz und die Wut über die Ungerechtigkeit des Lebens anzukämpfen. «Das Schicksal ist ein mieser Verräter» beschreibt die kurze Liebesgeschichte zweier Jugendlicher, Hazel und Augustus («Gus»), die an ihrer Krebserkrankung sterben werden. Ein Ausschnitt daraus (S. 115):

> Ich blieb im Garten, weil meine Mutter immer ganz besorgt und gluckenhaft wurde, wenn ich weinte, weil ich nicht oft weinte, und ich wusste sie würde reden wollen und besprechen, ob wir meine Medikamente neu einstellen lassen sollten, und beim Gedanken an die ganze Unterhaltung wurde mir schlecht.
> Es war nicht mal so, dass ich irgendwelche unglaublich scharfen, gut ausgeleuchteten Erinnerungen an den gesunden Vater hatte, der sein gesundes Kind auf der Schaukel anschubste, während das Kind höher, höher, höher rief, oder sonst einen vielschichtigen bedeutungsschwangeren Moment. Das Schaukelgerüst stand einfach verlassen da rum, mit den zwei kleinen Schaukeln, die still und traurig von dem ergrauten Balken hingen und deren Umrisse wie die Kinderzeichnung eines Lächelns aussahen.
> [sie ruft Gus an, der kommt, um sie zu trösten]
> ‹Danke dass du gekommen bist.›
> ‹Wir müssen was machen wegen dieser blöden Schaukel›, sagte er.
> Ich holte tief durch die Nase Luft. Es gab nie genug Luft auf der Welt für mich, aber in diesem Moment spürte ich die Knappheit besonders. [wegen der Lungenmetastasen]
> Wir bastelten zusammen an einer Anzeige:
> Gerüst mit zwei Schaukeln, angegraut, aber mit gesunder Substanz, sucht neues Zuhause. Schaffen Sie Erinnerungen für Ihr Kind oder Ihre Kinder, damit er oder sie eines Tages in den Garten schauen und so gefühlsduselig werden kann wie ich heute Morgen. Das ganze Leben ist flüchtig und zerbrechlich, lieber Leser, doch mit dieser Schaukel wird/werden Ihr/e Kind/er sanft und sicher auf die Höhen und Tiefen des Menschseins vorbereitet, und vielleicht lernen sie auch die wichtigste Regel von allen: Egal wie fest du trittst, egal wie hoch du kommst, ganz herum schaffst du es nie.

Die Voraussetzungen für ein ausgereiftes Todeskonzept sind: die Unterscheidung von belebt und unbelebt, lebendig und nicht

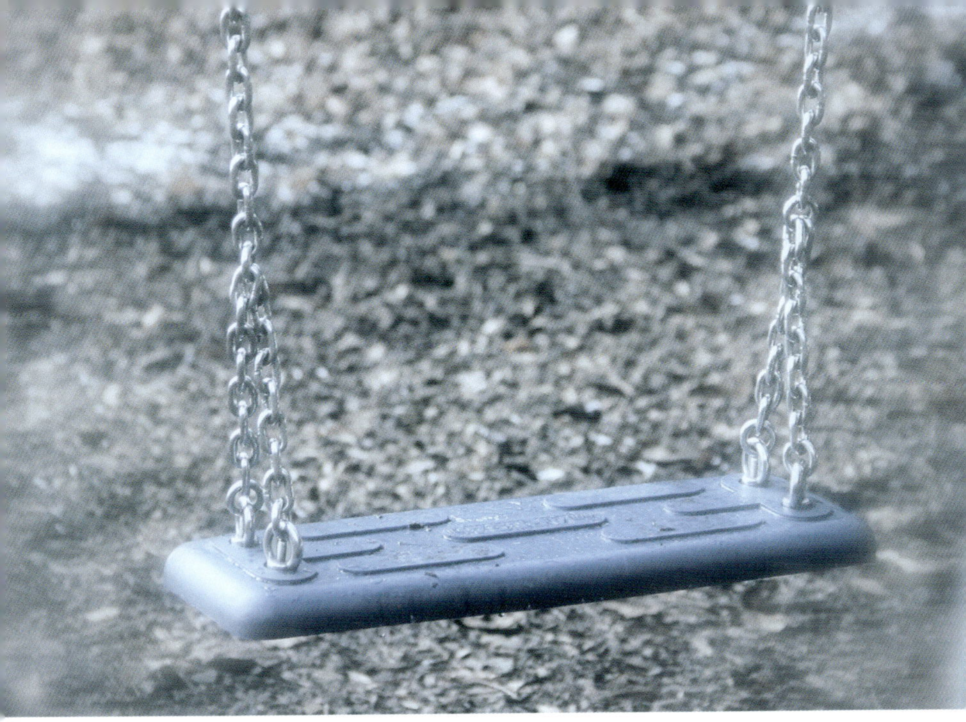

lebendig, das Verständnis von Zeit im Sinne von Vergangenheit, Gegenwart und Zukunft, und der Endgültigkeit und Allgemeingültigkeit des Todes.

3.2 Wie Kinder Krankheit verarbeiten

Immer wieder stellen sich Erwachsene – aus Familie und Umfeld des Kindes und so auch das Behandlungsteam – die Frage, wie ein Kind eine schwere Erkrankung verarbeiten kann. Was kann getan werden, dass die Seele des Kindes nicht zerbricht? Welche Kompetenzen hat das Kind und welche kann es erlernen, um mit einer Krankheit und vielleicht dem viel zu frühen Tod fertig zu werden? Wie können Erwachsene ihm dabei helfen? Aus der psychologischen Forschung weiß man, dass jeder Mensch Fähigkeiten besitzt, den eigenen Selbstwert zu bewahren. Dies hat eine große Bedeutung in der Bewältigung von Krankheit und für das «Überleben» von einschneidenden Erlebnissen, wie es jede Erkrankung für das Kind ist. Die Mehrzahl chronisch kranker Kinder hat offenbar diese innere Kraft, mit der Unterstützung ihrer Familien und den betreuenden medizinischen, therapeutischen und pädagogischen Fachpersonen trotz massiver Einschränkungen durch die Erkrankung einen positiven Selbstwert von sich aufrechtzuerhalten oder sich immer wieder mit Erfolg darum zu bemühen (24). Damit dieser Selbstwert bewahrt bleibt, ist es wichtig, Kindern genauso wie Erwachsenen Informationen über ihre Krankheit zu geben.

3.3 Mit Kindern über Krankheit, Sterben und Tod sprechen

Auf dem Hintergrund des kindlichen Verständnisses von Krankheit müssen sich Erwachsene bewusst machen, was ein Kind abhängig von seinem Alter, seiner Entwicklung und seiner Befindlichkeit über seine Krankheit versteht oder missversteht. Kinder können das Konzept der Ansteckung wie auch der Schuld an einer Krankheit und einer darauf folgenden Bestrafung lange haben; manchmal auch in einem Alter, in dem wir Erwachsene nicht mehr damit rechnen. Deshalb ist es wichtig, diese Gefühle und Vorstellungen des Kindes zu erkunden, um sie in Gesprächen mit ihm auflösen zu können. Manche Kinder haben solche Vorstellungen auch in Bezug auf die Krankheit eines Geschwisterkindes. Dietrich Niethammer, emeritierter Professor für Kinderonkologie, schreibt im Vorwort seines Buches «Das sprachlose Kind. Vom ehrlichen Umgang mit schwerkranken und sterbenden Kindern und Jugendlichen» (18):

> In der ersten Hälfte der 1960er Jahre absolvierte ich eine Famulatur in einer Kinderklinik. Ich begegnete einem sterbenden Kind, einem neunjährigen krebskranken Mädchen, das mit niemandem mehr redete und schließlich nachts – ganz allein – starb. Noch heute, 40 Jahre später, kann ich mich gut an das unangenehme Gefühl erinnern, das mich bei diesem Erlebnis beschlichen hatte. Irgendetwas war an dieser Situation nicht richtig, […].
> Als ich Anfang der 1970er Jahre nach einem dreijährigen Forschungsaufenthalt in den USA meine Ausbildung zum Kinderarzt an einer deutschen

> Universitätsklinik begann, hatte sich an dieser Situation nichts verändert. Mir wurde sehr bald unter anderem die Betreuung von krebskranken Kindern übertragen, wobei mir folgende Leitlinien mit auf den Weg gegeben wurden: (1) Kinder werden nicht über die Art der Erkrankung informiert und die Diagnose wird niemals genannt, […] (3) die Themen Tod und Sterben sind unter allen Umständen zu vermeiden. Das Ergebnis war, dass wir die Kinder konsequent belogen. Zum Glück – unserem Glück – fragten sie auch bald nicht mehr. Wir verstanden aber nicht, dass sie die Sinnlosigkeit ihrer Fragen durchschaut hatten und diese deshalb einstellten. Und so spielten wir Theater. Ich habe damals immer wieder Kinder erlebt, die mit niemandem mehr redeten und einsam starben.
> […] bis mir eines Tages ein an Leukämie erkranktes zwölfjähriges Mädchen die Augen öffnete. Sie sagte mir klar und deutlich, dass sie wisse, was sie habe […].
> Als ich dann 1978 in Tübingen die Abteilung (Kinderonkologie) übernahm, begann ich das Prinzip der Ehrlichkeit in meinem neuen Team durchzusetzen.

Sehr eindrücklich ist dies aus Sicht des Kindes in dem Buch «Oskar und die Dame in Rosa» von Eric-Emmanuel Schmitt dargestellt. Der 10-jährige Oskar ist an Leukämie erkrankt und hat bereits viele Therapien, inklusive einer Knochenmarktransplantation durchlaufen. Den Gesichtern seiner Umgebung – Eltern, Ärzten, Pflegenden und sogar dem Reinigungspersonal – entnimmt er, dass es nicht gut um ihn steht. Mit einer der Freiwilligen, die Dame in Rosa, die er «Oma Rosa» nennt, schließt er einen Pakt und vertraut sich ihr an:

> «Ich hab den Eindruck, Oma Rosa, dass man mit Krankenhaus was ganz anderes meint, als was es in Wirklichkeit ist. Man tut immer so, als käme man nur in ein Krankenhaus, um gesund zu werden. Dabei kommt man auch rein, um zu sterben.»
> «Da hast du recht, Oskar. Und ich glaube, dass wir beim Leben den gleichen Fehler machen. Wir vergessen, dass das Leben zerbrechlich ist, verletzlich und vergänglich, und tun so als wären wir unsterblich.»

Die Hürde zu nehmen, das im Kind ohnehin vorhandene Wissen anzusprechen, ist für die meisten Eltern schwer und oft schmerzvoll. So als würden sie damit etwas, was noch nicht ausgesprochen ist, vorwegnehmen und die kleine Hoffnung auf ein Wunder für immer zerstören. Diese Sorge kann kaum «weggeredet» werden. Umso wichtiger – und vielleicht hilfreich – sind Untersuchungen, die diesen Fragen nachgehen: Eine schwedische Arbeitsgruppe um Ulrika Kreicbergs hat mehr als 500 Eltern von an Krebs verstorbenen Kindern (0 bis 17 Jahre alt) mit Hilfe eines Fragebogens befragt. Die zentrale Frage war, ob sie mit ihrem Kind über seinen bevorstehenden Tod gesprochen hatten (25). Nur ein Drittel der Eltern hatte mit ihrem Kind über den Tod gesprochen. Keiner dieser Eltern hatte dies bereut. Hingegen gab ein Drittel der Eltern, die nicht mit ihrem Kind über den Tod gesprochen hatten, an, dies im Nachhinein sehr bereut zu haben. Am stärksten bereuten es die Eltern, die das Gefühl hatten, ihr Kind habe von seinem Sterben gewusst.

Eine andere Sorge, die Eltern davon abhalten kann, mit ihrem Kind über sein Sterben zu sprechen, ist, Kindern damit Angst zu machen. In Australien wurden mit dieser Fragestellung 90 gesunde Kinder im Alter zwischen vier und acht Jahren befragt (26). Das Verständnis vom Tod und Angst vor dem Tod wurde mit Hilfe von standardisierten Fragen erhoben. Um eine zugrundliegende Angstproblematik des Kindes zu erfassen und in die Auswertung einzubeziehen, füllten die Eltern einen entsprechenden Fragebogen aus. Es zeigte sich, dass je reifer das Verständnis vom Tod war, desto geringer war die Angst vor dem Tod. Hieraus kann der Schluss gezogen werden, dass das Sprechen über den Tod nicht dazu führt, ein Kind zu verängstigen.

Mit Kindern über ihr Sterben zu sprechen, bedeutet nicht, Hoffnungen und Träume zu zerstören. Bei aller Klarheit eines Kindes, aber vor allem eines Jugendlichen, können neben dem Blick auf den bevorstehenden Tod immer auch in die Zukunft gerichtete Wünsche formuliert werden. Bei Jugendlichen sind das Träume über ihren späteren Beruf oder das Bild die «schönste Braut» zu sein.

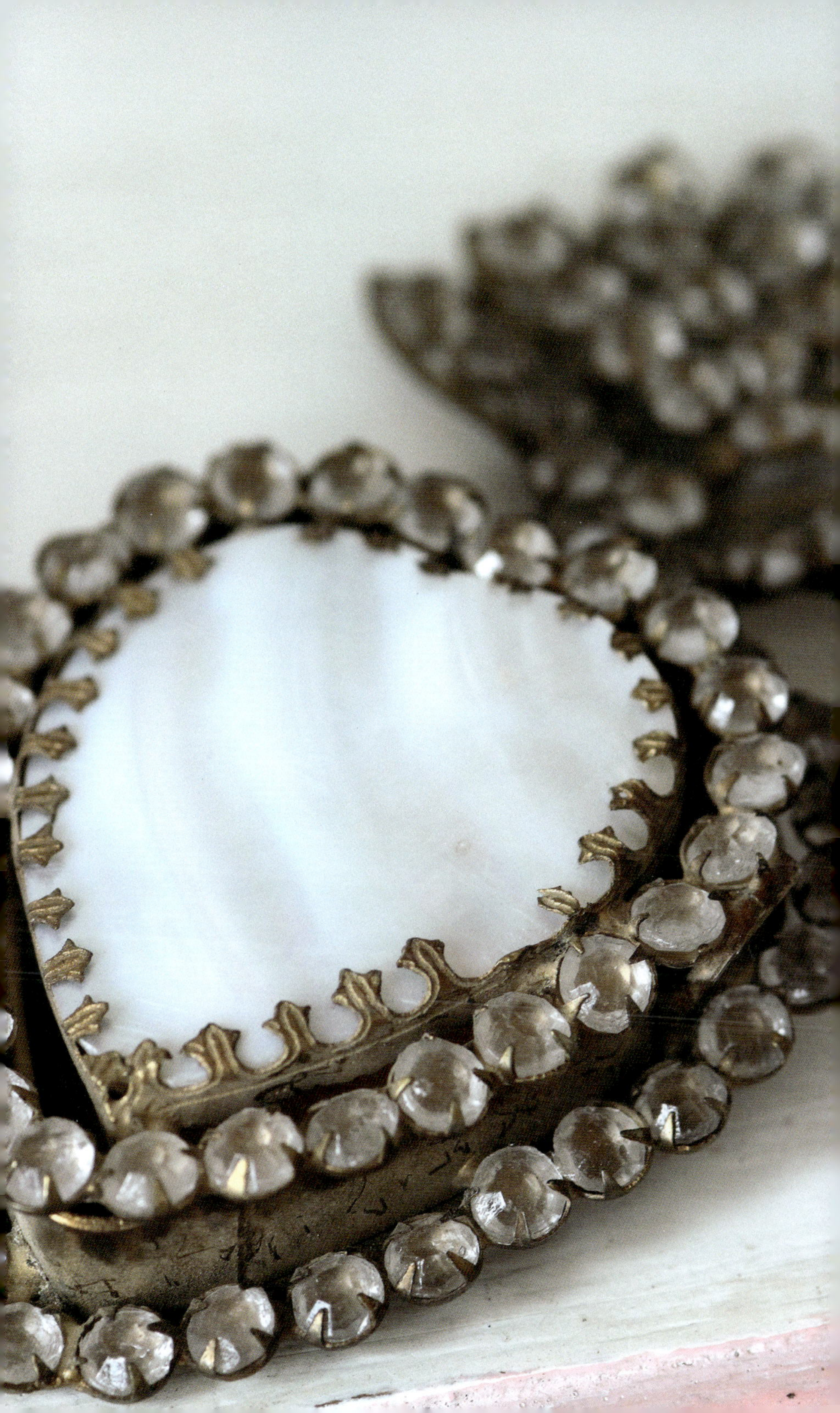

Kapitel 4: Medizinisch-pflegerische Aspekte der Palliative Care

Am Beginn einer palliativen Begleitung stehen bei vielen Kindern, neben den «rein» palliativen Behandlungskonzepten, Therapien, die auf die Grunderkrankung des Kindes gerichtet sind. Bezugnehmend auf die vier Diagnosegruppen (s. Kapitel 1) können die medizinisch-pflegerischen Aspekte wie in **Tabelle 4-1** skizziert werden. Hieraus wird deutlich, wie vielschichtig eine Begleitung bleibt, auch oder gerade wenn eine palliative Begleitung begonnen wird. Nur bei wenigen Patienten wird es möglich sein, auf die bei Diagnosestellung involvierten Spezialisten auf ärztlicher wie auf pflegerischer Seite und natürlich auf Seite der Therapien (Physiotherapie u. a.) gänzlich zu verzichten. Das bedeutet nicht, dass die involvierten Spezialisten – Kardiologen, Neonatologen, Nephrologen, Neurologen, Onkologen, Stoffwechselspezialisten –, um nur einige zu nennen, immer involviert bleiben müssen und auch eine auf die Grunderkrankung ausgerichtete Therapie notwendigerweise fortzusetzen ist. Aber es soll klar werden, dass es Übergänge gibt und eine palliative Begleitung nicht den Abbruch von noch hilfreichen und damit wichtigen Therapien erfordert. Für die involvierten Fachpersonen bedeutet dies, sich ganz besonders um eine Zusammenarbeit untereinander (Interdisziplinarität und Interprofessionalität) zu bemühen, um die für Familien so wichtige Kontinuität und Koordination in der Betreuung sicher zu stellen. Informationen müssen ohne große Verzögerung, klar und verständlich übermittelt und Zuständigkeiten transparent gemacht werden. Für eine betroffene Familie müssen die Wege der Information und Kommunikation übersichtlich, unkompliziert und jederzeit verfügbar sein.

Tabelle 4-1: Medizinisch-pflegerische Aspekte der Palliative Care

Krankheits-/Diagnosegruppen	Therapie auf die Krankheit gerichtet	«Zwischenbereich»	Medizinisch-pflegerische Aspekte Palliative Care
Gruppe 1 Lebensbedrohliche Krankheiten (am Bsp. Krebserkrankung)	Chemotherapie, Bestrahlung	Bluttransfusion	Schmerztherapie Aufbau Betreuungsnetz für zu Hause
Gruppe 2 Krankheiten mit eingeschränkter Lebenserwartung (am Bsp. Zystische Fibrose)	Enzymbehandlung, Physiotherapie	Antibiotika bei Lungenentzündung Sauerstoff	Niedrig dosiertes Morphin zur Behandlung von Atemnot Aufbau Betreuungsnetz für zu Hause
Gruppe 3 Fortschreitend verlaufende Krankheiten mit schwerer Behinderung (am Bsp. Mukopolysaccharidose)	Ggf. nicht vorhanden	Rollstuhl u. a. Hilfsmittel, Ernährung über Sonde, Physiotherapie Medikamentöse Behandlung der Folgeprobleme wie bspw. Dystonie/Spastizität	Behandlung von Unruhezuständen und Schmerzen bei Dystonie und schwerer Spastizität Niedrig dosiertes Morphin und Sauerstoff bei schleimbedingter Atemnot Aufbau Betreuungsnetz am Ort des Kindes und Planung der Betreuung bei Verschlechterung
Gruppe 4 Krankheiten mit stabilem Verlauf (am Bsp. schwere Mehrfachbehinderung nach Beinahe-Ertrinkungsunfall)	Ggf. Behandlung Epilepsie, Spastizität/Dystonie (Baclofenpumpe)	Siehe Gruppe 3	Siehe Gruppe 3
Neugeborene mit angeborenen Erkrankungen oder geburtsbedingten Folgeprobleme (am Bsp. extrem frühgeborenes Kind mit Unreife der Lunge und schwerer Hirnblutung)	Betreuung auf einer neonatologischen Intensivstation, Beatmung	Ernährungsergänzung Sedierung, Schmerztherapie	Vorbereitung auf den bevorstehenden Tod Schaffung eines Umfeldes, in dem ein Abschiednehmen möglich ist.

4.1 Symptome und Krankheitsverläufe nach Krankheitsgruppen

Im Folgenden werden die wichtigsten Symptome mit Hilfe von Krankheitsverläufen der häufigsten Krankheitsgruppen beschrieben und im Anschluss die Grundzüge der palliativen Symptombehandlung vorgestellt. Neben der Beschreibung beispielhafter Krankheitsverläufe von Patienten, die ich betreut habe, sollen die grafischen Darstellungen zu den Krankheiten helfen, sich vorzustellen wie die Krankheits- und Behandlungsphasen auch zeitlich verlaufen können. Die roten Linien skizzieren den möglichen Verlauf der Lebensqualität eines Kindes aus der entsprechenden Diagnosegruppe. Die mit der grafischen Darstellung entstandene Vereinfachung soll eine Orientierung geben. Es geht dabei nicht um ein vollständiges Bild.

Die Krankheitsgruppen habe ich nach Häufigkeiten gewählt und versucht, die wichtigsten Resultate aus wissenschaftlichen Studien, die es für manche Krankheitsgruppen leider erst spärlich gibt, zu integrieren. Die meisten Daten liegen für Kinder mit Krebskrankheiten vor, deshalb stehen diese an erster Stelle. Die Gruppe der neurologischen Krankheiten schließt auch solche Krankheiten ein, die sich mit vor allem neurologischen Symptomen zeigen, wie beispielsweise viele Stoffwechselerkrankungen.

4.1.1 Kinder mit Krebserkrankungen

Die Symptome bei Krebskrankheiten unterscheiden sich natürlich von der Art der Krebserkrankung. Kinder mit Leukämien leiden vor allem unter Schmerzen und häufig haben sie Blutungsprobleme aufgrund der niedrigen Blutplättchen. Kinder mit soliden Tumoren (beispielsweise Knochentumor, Nierentumor, Neuroblastom) klagen über Schmerzen durch das verdrängende Wachstum des Tumors; Atemnot kann aufgrund von Lungenmetastasen (vor allem bei Knochentumoren oder Nierentumoren) entstehen. Kinder mit Hirntumoren haben vor allem neurologische Ausfälle

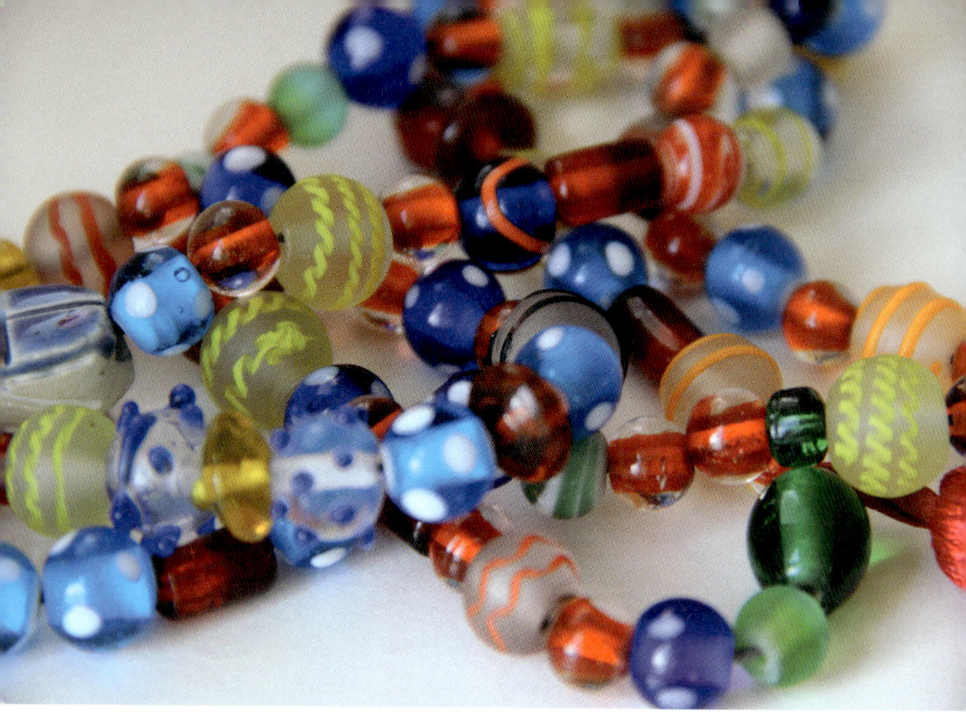

Die Perlenkette krebskranker Kinder symbolisiert die vielen Eingriffe, die sie über sich ergehen lassen müssen. Jede Perle hat eine Bedeutung – vom Fingerpicks, über das Anstechen des *Port à Caths* (zentralvenöser Verweilkatheter mit einem kleinen Reservoir unter der Haut) zur Bluttransfusion oder Knochenmarkpunktion. Alle Kinder der onkologischen Abteilung des Kinderspitals Zürich haben eine solche Kette und lieben sie, sogar die Jugendlichen.

wie Sehstörungen, Erbrechen und Lähmungserscheinungen, Bewusstseinstrübung und Wesensveränderungen. Bei Krebserkrankungen treten die Symptome abhängig vom Fortschreiten der Erkrankung auf und vereinfachend lässt sich sagen, dass die Zeit des Leidens unter Symptomen im Vergleich zu anderen Erkrankungen wie beispielsweise neurologischen Erkrankungen relativ kurz ist. Das erklärt auch, warum sich viele Studien nur auf die letzten vier Lebenswochen des Kindes beziehen. Das heißt im Umkehrschluss nicht, dass das Auftreten von Symptomen bedeutet, dass das Kind nur noch vier Wochen zu leben hat. Aber das Wiederauftreten der Krankheit ist nicht immer mit Symptomen verbunden und häufig leben die Kinder mit relativ wenig belastenden Maßnahmen noch über einige Monate mit einer guten Lebens-

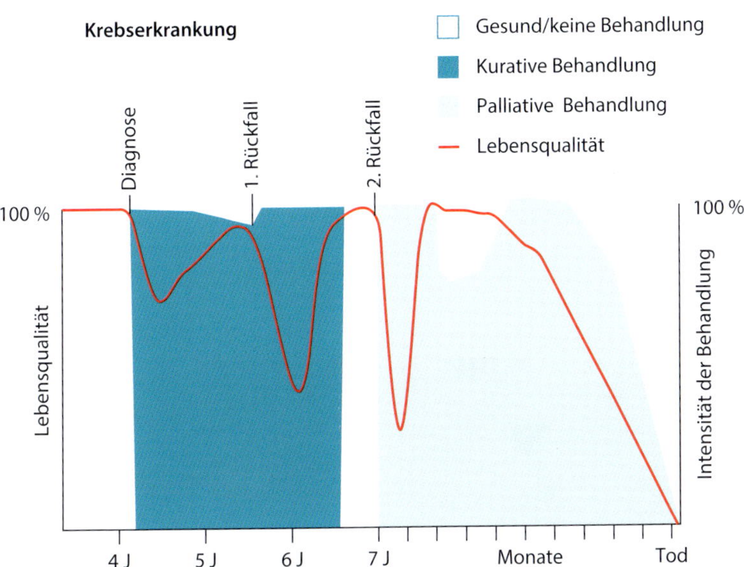

qualität. Dies veranschaulichen die drei folgenden Beispiele und eine Grafik, die den Verlauf einer nicht mehr heilbaren Krebserkrankung exemplarisch darstellt.

Kind mit Leukämie

Gian erkrankt im Alter von 4 Jahren an einer akuten lymphatischen Leukämie (ALL). Während der Dauertherapie, 20 Monate nach Diagnosestellung, kommt es zum ersten Rückfall und Gian muss sich einer erneuten sehr intensiven und belastenden Chemotherapie und Strahlentherapie unterziehen. Seine Lebensqualität und auch seine Lebensfreude sind während der Therapie sehr eingeschränkt, worunter nicht nur er, sondern die ganze Familie, auch seine beiden älteren Brüder sehr leiden. Wenige Monate nach Beendigung dieser zweiten Therapie, Gian ist gerade sieben Jahre alt geworden, kommt er mit stärksten Kopfschmerzen und Erbrechen in die Poliklinik. Seine Eltern befürchten einen erneuten, also zweiten Rückfall der Leukämie. Wir müssen das aufgrund der durchgeführten Untersuchungen leider bestätigen. Auch wenn «nur» das zentrale Nervensystem mit Leukämiezellen in der Gehirnflüssigkeit betroffen ist und nicht das Knochenmark, ist eine Heilung kaum möglich. Wir überlegen gemeinsam, was in dieser prognostisch so ungünstigen Situation gemacht werden soll. Ein offenes Gespräch mit den Eltern macht schnell deutlich; nicht noch einmal solch einen «Schlauch», eine Tortur von Therapien und Spitalaufenthalten, wenn es dabei nur eine geringe Hoffnung auf Heilung gibt. Wir entscheiden uns zu einer palliativen Behandlung und nehmen uns vor, alles Schritt für Schritt zu planen und zu entscheiden. Es ist Juni. Auf eine erste Punktion zur Entnahme von Gehirn-

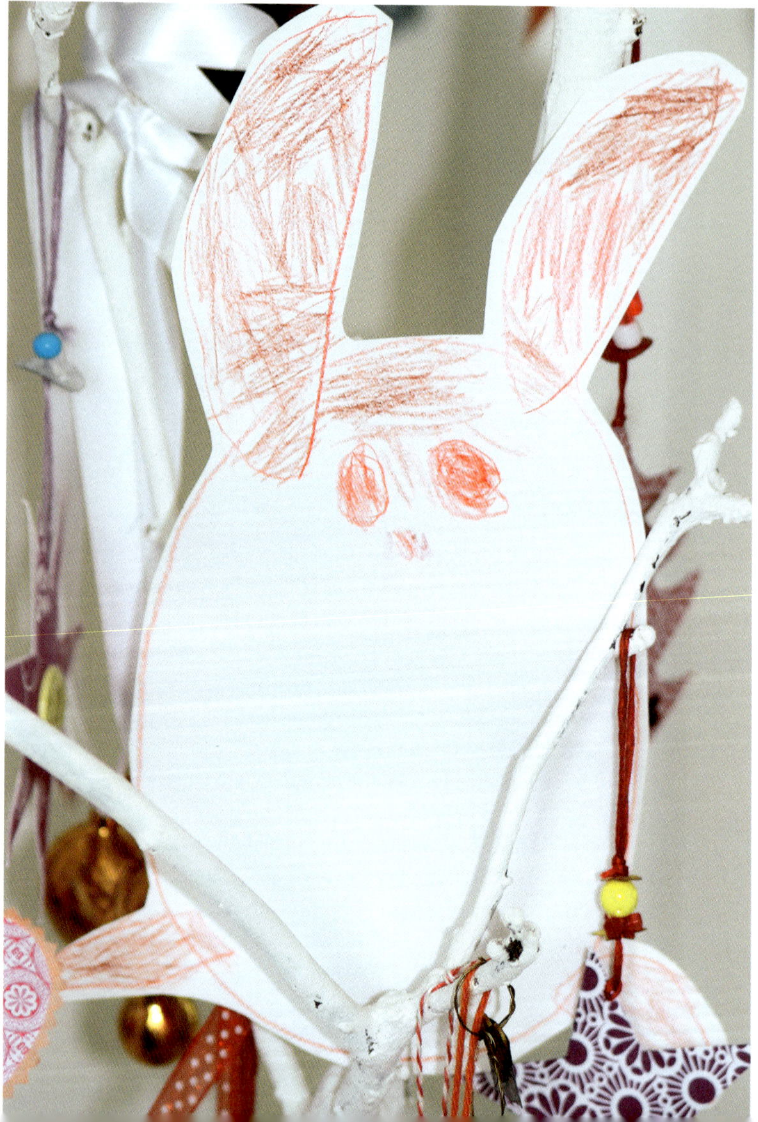

flüssigkeit, die auch der Druckentlastung dient und bei der gleichzeitig Chemotherapeutika in das Gehirnwasser gegeben werden, reagiert Gian sehr gut. Er hat deutlich weniger Kopfschmerzen, mag wieder herumlaufen. Doch nach wenigen Tagen zeigt sich das gleiche Bild; Kopfschmerzen und Erbrechen. Wieder ist der Hirndruck sehr hoch, aber wieder reagiert Gian gut auf die Maßnahme, die in Sedierung durchgeführt wird, so dass er nichts davon mitbekommt und keine Angst und keine Schmerzen dabei haben muss. In der Zwischenzeit laufen Abklärungen, was in dieser Situation auch von palliativer Seite getan werden könnte, um die letzte Lebenszeit von Gian möglichst gut zu gestalten. Wir rechnen mit einer auch weiterhin bestehenden Problematik eines erhöhten Hirndrucks und entscheiden deshalb, ein Reservoir unter die Kopfhaut zu legen, das mit einem Schlauch mit den Kammern des Gehirns verbunden ist, worüber sehr einfach eine Druckentlastung und Medikamentengabe ohne Sedierung erfolgen kann. Man muss nur wie beim Port à Cath Emla® (lokales Betäubungsmittel) auftragen, womit die Haut unempfindlich wird und der Stich in das Reservoir zur Druckentlastung schmerzfrei möglich ist. So müssen keine Nüchternzeiten vor einer Kurznarkose eingehalten werden. Das macht das Leben von Gian angenehmer und einfacher. Zusätzlich wird nach einer Chemotherapie gesucht, die direkt in das Gehirnwasser gegeben werden kann und noch effizienter ist als die üblichen Medikamente. Es ist etwas Experimentelles, aber Gians Eltern sind bereit, dies zu versuchen, und tatsächlich, es funktioniert. Im Gehirnwasser sind nach kurzer Zeit keine Zellen mehr sichtbar und wir müssen nicht mehr so häufig punktieren, was für die in Gian wieder wachgewordene Lebensenergie nur gut ist. Die Einschulung wird vorbereitet, Gian spielt wieder Fußball und Tennis und ihm ist eigentlich nichts anzusehen oder anzumerken von seiner sehr schweren Krankheit. Dies erlaubt sogar Gedanken an Herbstferien, die die Familie gerne am Meer verbringen würden. Von medizinischer Seite spricht nichts dagegen und die Planung kann beginnen. Vor Ferienbeginn stellen wir fest, dass es zu einer Beteiligung des Knochenmarks gekommen ist, da die Blutwerte schlechter werden (insbesondere fallende Blutplättchen). Deshalb wird auf der Ferieninsel ein Arzt kontaktiert, der im Notfall von der Familie aufgesucht werden könnte, um eine Transfusion von Blutplättchen zu organisieren. Die Ferien verlaufen ohne Zwischenfälle. Im November kommt es zu einer langsamen Verschlechterung. Die Gehirnflüssigkeit ist zwar frei von Leukämiezellen, aber es finden sich zunehmend Leukämiezellen im Blut und wie schon bei den ersten beiden Manifestationen hat Gian immer wieder Nasenbluten, das nur schwer zu beherrschen ist. Wir beginnen mit regelmäßigen Transfusionen. Dazu kommt er regelmäßig in die Poliklinik. Anfang November werden diese – wenn auch nur kurzen

Fahrten ins Kinderspital – zu anstrengend für ihn, so dass die Transfusionen zu Hause zusammen mit der ambulanten Kinderkrankenpflege organisiert werden. Die Vorweihnachtszeit, er liebt diese Zeit sehr, verbringt er im Kreise seiner Familie, meist auf dem Sofa im Wohnzimmer, manchmal am Esstisch, um mit der Familie zu essen oder kleine Bastelarbeiten zu machen. Als auch das nicht mehr möglich ist, er zu schwach und bei Bewegung die sonst einigermaßen kontrollierten Schmerzen doch zu stark sind, ist das Sofa sein Ort. Die Blutungsprobleme nehmen jedoch so zu, dass schließlich tägliche Transfusionen nötig sind. Wenige Tage vor Weihnachten, nachts, die Nase blutet wieder unerbittlich, wünscht er sich, doch lieber «auf's PSB» (die onkologische Bettenstation) zu kommen, da dort doch alle sind, die ihm helfen können. Am Folgetag, zwei Tage vor Weihnachten, stirbt er im Kreise seiner Familie auf der onkologischen Station.

Kind mit einem soliden Tumor

Martin erkrankt im Alter von 4 Jahren an einem Weichteiltumor (Rhabdomyosarkom), der bereits bei Diagnosestellung Ableger gebildet hat. Er wird nach einem europäischen Therapieprotokoll für Kinder behandelt, in der Hochrisikogruppe. Die Therapie verträgt er insgesamt recht gut, doch leider zeigt sich der Tumor in der Kontrolle nach zwei Monaten in weitgehend unveränderter Größe. Glücklicherweise ist wenigstens der Tumoranteil, der in den Rückenmarkkanal eingewachsen war, kleiner geworden und hat zu einem Rückgang der Rückenschmerzen geführt, mit denen sich der Tumor bemerkbar machte. Wir wechseln auf einen aggressiveren Therapiezweig, unter dem Martin nun sehr leidet. Er ist sehr geschwächt, muss nach jedem Behandlungsblock bei Fieber und niedrigen weißen Blutkörperchen mit Antibiotika behandelt werden. Aus dem aufgeweckten kleinen Kerlchen wird ein krankes, müdes und teilnahmsloses «Vögelchen». An einem Wochenende berichtet sein Vater eindrücklich wie er ihm beim Anziehen helfen muss, dass Martin kaum seinen Kopf selbst halten kann. Auch unter dieser starken Chemotherapie kommt es leider nicht zu dem erhofften Therapieerfolg. Nach vier Monaten, im September wechseln wir deshalb auf eine palliative Chemotherapie, die ambulant durchgeführt werden kann. Wir haben keine große Hoffnung, dass Martin das Weihnachtsfest noch erleben kann. Seine Eltern schauen diesen Tatsachen sehr tapfer und realistisch «ins Gesicht». Umso überraschter sind alle, zu sehen wie Martin unter dieser ambulanten Behandlung aufblüht und sein Schalk zurückkehrt. Die Familie verbringt Weihnachten und auch Ostern zusammen und Martin geht es blendend, trotz fortbestehendem Tumor, der zumindest nicht weiter wächst. Im Juni, neun Monate nach dem Wechsel auf die palliative Chemo-

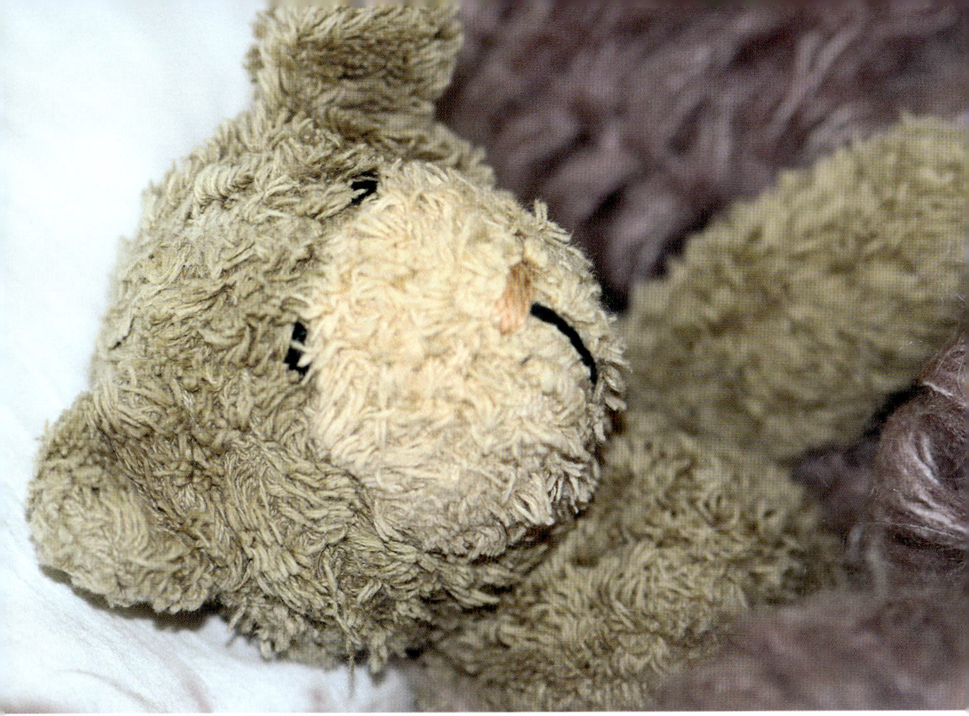

therapie klagt er zum ersten Mal wieder über Schmerzen, dort wo sich der Tumor auch bei Diagnosestellung bemerkbar machte – mit seinem Einwachsen in den Rückenmarkkanal. Da sich in der durchgeführten Bildgebung ansonsten relativ stabile Befunde zeigen, entscheiden wir gemeinsam mit den Eltern eine palliative Strahlentherapie durchzuführen. Diese macht Martin ganz stolz ohne Narkose und die Schmerzen verschwinden rasch wieder. So plant die Familie, die Sommerferien in den Bergen zu verbringen. Martin geht es wieder so gut, dass er sogar kleinere Wanderungen zusammen mit der übrigen Familie unternehmen mag. Wiederum drei Monate später, im September «explodiert» der Tumor und führt zu erneut massiven Schmerzen, die nun den Beginn einer Schmerztherapie mit Morphin nötig werden lassen. Aufgrund des großen Tumors im Bauch, kann der Urin nicht abfließen. Es wird entschieden einen Katheter in die Blase zu legen. Dies erfolgt in einer rasch geplanten kleinen Operation, in der ein Schläuchlein oberhalb des Schambeins direkt in die Blase gelegt wird (suprapubischer Blasenkatheter). So ist Martin mobil. Er verbringt diese Wochen zu Hause mit Unterstützung der ambulanten Kinderkrankenpflege, dem Hausarzt und mir im Hintergrund. Sobald die Schmerzen erträglich sind, ist er zu kleinen Ausflügen bereit und genießt die Stunden, die er mit seiner Familie zu Hause hat. Die letzte Woche ist sehr anstrengend für alle, Martin ist es in keiner Lage richtig wohl, trotz rascher Steigerung der Schmerzmedikamente ist er nur über kurze Zeiten schmerzfrei. Vier Wochen nach der Bildgebung, – «der Explosion» stirbt Martin sehr friedlich in den Abendstunden zu Hause.

Kind mit einem Hirntumor

Till (aus Kapitel 1) hat gerade seinen 7. Geburtstag und Weihnachten gefeiert als die unheilvolle Diagnose über die Familie kommt – ein Medulloblastom (der häufigste Hirntumor im Kindesalter). Der Tumor hat bereits Ableger im Rückenmark gebildet. Der im Kopf gelegene Tumor wird operativ entfernt. Es folgt eine Chemotherapie nach dem deutschen Hirntumorprotokoll und eine Strahlentherapie des Tumorgebietes, des gesamten Kopfes und des Rückenmarks sowie eine Erhaltungstherapie. Nach einem Jahr ist die Therapie abgeschlossen und Till muss «nur noch» zu Kontrollen in die Poliklinik. Leider, zehn Monate nach Ende der Therapie, als die Familie sich gerade an einen etwas normaler werdenden Alltag gewöhnt hat, kommt der Rückfall. Die Familie will nichts unversucht lassen und stimmt einer erneuten Therapie zu, die auch eine Hochdosistherapie mit nachfolgender Rückgabe eigener Stammzellen beinhaltet. Gleichzeitig informieren sie sich aber darüber, was möglich wäre, wenn die Therapie nicht zum gewünschten Erfolg führt und nehmen mit mir Kontakt auf. Ein kurzer E-mail Wechsel:

> Tills chancen sind winzig
> wir müssen uns auf den anderen weg gefasst machen
> ein wahnsinn
> und doch gibt's nur den weg, auch hier
> einfach einen schritt nach dem anderen zu machen
>
> noch werden wir kämpfen
> noch werden wir die winzige chance versuchen
> und doch sind wir realistisch, wissen, dass strohhalme
> nur strohhalme sind.

Ende Juli werde ich in die Betreuung einbezogen und bin in einem engen Kontakt, vor allem mit Tills Mutter. Sein Hauptproblem ist Kopfschmerzen zu haben und müde zu sein, Ruhe zu suchen und diese nicht finden zu können. Er findet den Schlaf nicht trotz abgedunkeltem Zimmer, vielen Versuchen mit Bad und Atmosphäre rundherum, was er sonst so liebt. Viele Medikamente in höchsten Dosierungen scheinen ihm nichts «anhaben» zu können. Und trotzdem verbringt er gute Tage im Kreise der Familie, die jede «gute» Stunde nutzt, um für ihn und seine Schwester, Normalität, Unbeschwertes und Besonderes in dem Wechselbad der Gefühle und dem Wissen um den Ausgang dieses Ausnahmezustandes zu erlauben. In den letzten zwei Lebenswochen ist auch dafür keine Energie mehr da. Tills Radius wird kleiner, er sucht Ruhe und Abgeschiedenheit und stirbt so schließlich ganz ruhig zu Hause, und lässt die Hand der geliebten Mutter für immer los.

Häufigkeit und Stellenwert von Symptomen bei krebskranken Kindern in der Lebensendphase

Diese drei Beispiele zeigen palliative Krankheitsverläufe von drei verschiedenen Kindern. Die «palliative» Betreuung erstreckte sich bei diesen Kindern über mehrere Monate. Die Lebensendphase, in der die Kinder von der fortschreitenden Krankheit und dem damit verbundenen Leid gezeichnet waren, dauerte nicht so lange. Bei diesen Kindern zwischen vier und sechs Wochen. Diese Verläufe finden sich bestätigt in der wissenschaftlichen Literatur, auf die ich im Folgenden kurz eingehe.

Zwei Studien aus Boston, dem berühmten Dana Farber Institute, das im Buch «Der König aller Krankheiten. Krebs – eine Biografie» (27) sehr schön beschriebenen wird, veranschaulichen die Ähnlichkeit der letzten vier Lebenswochen bei mehr als 100 krebskranken Kindern (28, 29). Die Symptome der letzten vier Lebenswochen wurden von Eltern mit Hilfe eines Fragebogens erfragt. Neben Schmerzen machten Eltern rückblickend (mehrere Monate nach dem Tod ihres Kindes) Angaben darüber wie sehr ihr Kind in den letzten vier Wochen vor dem Tod unter verschiedenen Symptomen gelitten hat. Nahezu alle Kinder zeigten Müdigkeit und Erschöpfung (Fatigue) und mehr als die Hälfte litten darunter. Atemnot wurde bei acht von zehn Kindern beschrieben und etwa die Hälfte litt aus Sicht ihrer Eltern darunter. Angst oder Ängstlichkeit bestand bei sieben von zehn Kindern. Weitere Symptome waren Appetitlosigkeit, Übelkeit, Erbrechen und Diarrhoe. Zusätzlich wurden die Eltern in beiden Studien befragt wie sie die Betreuung erlebt haben.

Die Studiengruppe um Joanne Wolfe, einer liebenswürdigen Ärztin und engagierten Forscherin, wollte mit diesen Studien, die im Abstand von sieben Jahren sehr ähnlich durchgeführt wurden, auch herausfinden, ob sich die Betreuung und die Behandlung von Leiden am Lebensende verbessert hat. Sie und ihr Forschungsteam konnten zeigen, dass es bezüglich der Behandlung von Schmerzen zu einer Verbesserung gekommen ist und weniger Kinder auf der Intensivstation verstorben sind. Eltern schätzten die vorausschauende Betreuung, verbunden mit einer verbesserten Kommunikation sehr.

In England wurde eine ähnliche Studie durchgeführt, die fast 200 Kinder von 20 Behandlungszentren erfasste (30). Die Autoren dieser Studie arbeiteten sehr genau die Unterschiede der Symptome in Abhängigkeit zu der Tumorart heraus.

Die fünf häufigsten Symptome (in abnehmender Häufigkeit) waren bei Kindern

- mit Leukämien oder Lymphomen: Schmerzen, Schwäche, Blutungen, Infektionen und Appetitlosigkeit/Gewichtsverlust;
- mit soliden Tumoren: Schmerzen, Schwäche, Gewichtsverlust/Appetitlosigkeit und Probleme des Verdauungstraktes (Verstopfung, Übelkeit/Erbrechen);
- mit Hirntumoren: Schwäche, Schmerzen, Mobilitätsverlust, Sekretprobleme und neurologische Symptome (Schluck-, Seh- und Hörstörung).

Auch wenn die Abhandlung der Symptome sehr sachlich daherkommt, ist es mir wichtig zu betonen, dass die Entscheidung einer palliativen Betreuung des Kindes fast immer eine noch schöne Lebenszeit des Kindes und der Familie erlaubt. Die Symptome treten vor allem in den letzten Lebenswochen auf und lassen sich meistens mit den zur Verfügung stehenden Medikamenten relativ gut beherrschen.

4.1.2 Kinder mit neurologischen Erkrankungen oder Krankheiten, bei denen neurologische Symptome im Vordergrund stehen

Kinder mit lebenslimitierenden neurologischen Krankheiten sind häufig auf medizinische Hilfsmittel wie Rollstuhl, Schienen, und eine Magensonde (häufig *PEG-Sonde*) für ihre Ernährung angewiesen. Die Forschenden einer großen Studie aus den USA schlossen fortlaufend über 12 Monate mehr als 500 Kinder mit sogenannten «komplex chronischen Erkrankungen», die von Palliative Care Teams betreut wurden, in ihre Beobachtungen ein (31). Von diesen Kindern litten 400 unter einer neurologischen Erkrankung, beziehungsweise einer Erkrankung, die sich neurologisch manifestierte. Die häufigsten Symptome waren: kognitive Störungen, Probleme der Nahrungsaufnahme, Schmerzen, Krampfanfälle, Atemprobleme. Eine andere Zusammenstellung stellt Schmerzen stärker in den Vordergrund gefolgt von neurologischen Symptomen wie Spastizität, Krampfanfälle und Regulationsstörungen des autonomen Nervensystems (Stresssymptome mit starkem Schwitzen, erhöhter Körpertemperatur, beschleunigter Atmung und Herzschlag, Würgen, Unruhe), Magen-Darm-Problemen mit Erbrechen, Ver-

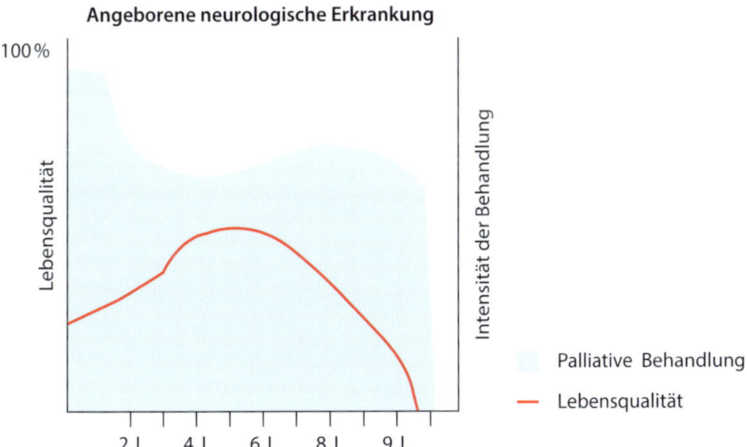

stopfung und Ernährungsproblemen sowie Atmungsproblemen durch Sekret und Verschlucken (32). Da die Gruppe der Kinder mit neurologischen Erkrankungen sehr vielfältig ist, lassen sich die zu erwartenden Symptome und Krankheitsverläufe nicht näher eingrenzen. Die «palliativen» Krankheitsverläufe sind im Vergleich zu den onkologischen Krankheitsbildern aber sicher länger und von stärkeren Schwankungen und damit verbundener Unvorhersehbarkeit und Unsicherheit geprägt.

Mädchen mit einer Stoffwechselerkrankung und schwerer neurologischer Beeinträchtigung

Geneviève leidet unter einer seltenen Stoffwechselerkrankung, die bei ihr im Alter von neun Monaten aufgrund einer Stoffwechselentgleisung bei einem in diesem Alter typischen Infekt diagnostiziert wird. Ich begleite die Familie seit einem langen Spitalaufenthalt, bei dem nicht klar ist, ob sie die Komplikationen eines Knochenbruchs überleben wird. Sie ist zu diesem Zeitpunkt 13 Jahre alt. Es ist eine intensive Begleitung über ein halbes Jahr, die viele Aspekte der Betreuung von Kindern mit Erkrankungen, die sich mit komplexen neurologischen Symptomen manifestieren, wiederspiegelt. Die Länge der Betreuung scheint zu keinem Punkt einschätzbar.

Genevièves Stoffwechselkrankheit hat dazu geführt, dass sie nie selbst gehen konnte und schwere Dystonien (unkontrollierbare, einschießende Bewegungen) bedingten, dass sie sich im Laufe der ersten Lebensjahre nicht mehr verbal äußern konnte und lernen musste, mimisch und mit den Augen auf «Ja-» und «Nein-» Fragen zu antworten. Die Dystonien führen dazu, dass sie mit ihrem ganzen Körper «spricht», ausgesprochen stark und gewinnend. Keine Beziehung zu ihr zu bekommen, ist nicht möglich. Die Blicke und Laute, ihre Bewegungen und ihre Fähigkeit, Freude aber auch Protest auszudrücken, nehmen das Gegenüber «gefangen». Die Dystonie hat auch zur Folge, dass Geneviève nicht kontrolliert schlucken kann und über eine Sonde ernährt werden muss. Vergleichbar zu anderen Kindern mit neurologischen Krankheitsbildern hat sie eine schwere Skoliose und eine Lungenfunktionsstörung. Sie leidet unter Unruhezuständen (autonome Regulationsstörung) mit Schreien, starkem Schwitzen, Würgen und Schmerzzuständen, aufgrund der Bewegungsstörung, Spastik und der Unruhezustände. Häufig ein Teufelskreis. Nach einer großen Krise in Folge eines Beinbruchs mit vielen Komplikationen kann sie nach fast vier Monate dauerndem Spitalaufenthalt nach Hause. Eine Rund-um-die-Uhr-Betreu-

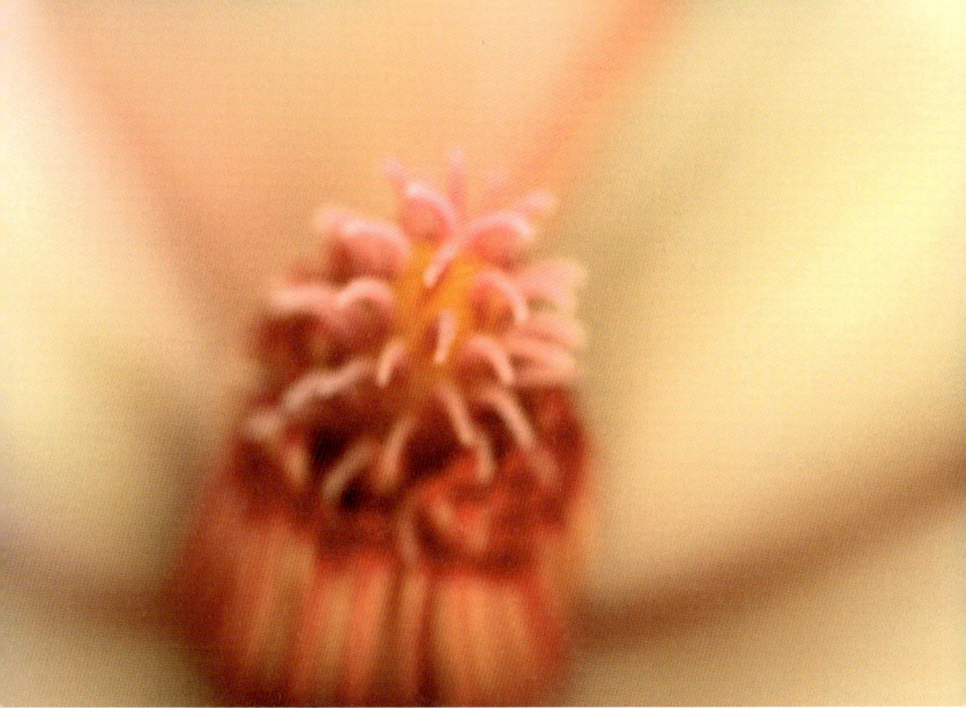

ung ist notwendig und für die Familie seit vielen Jahren Alltag. Wirkliche Auszeiten gibt es kaum, auch zusammen mit der jüngeren Schwester nicht. Wöchentliche Hausbesuche von meiner ärztlichen Seite, auch zur Beratung der ambulanten Kinderkrankenpflege, lassen sich anbahnende Probleme zum Teil frühzeitig erkennen und ermöglichen eine gewisse Beruhigung. Geneviève wird noch dreimal im Spital aufgenommen; zweimal, weil sich die Atmung verschlechtert und zuletzt bei einem Infekt des zentralen Venenkatheters. Sie stirbt bei dieser letzten Hospitalisation für alle «unerwartet», – man rechnete immer damit, aber nicht zu diesem Zeitpunkt.
In dem Buch «Tag für Tag» von Ursula Eichenberger sagt Genevièves Vater: «Hoffnungen sind für uns Menschen doch wichtig, an ihnen halten wir uns schließlich fest.»
So hat die Familie ihre Tochter begleitet; es gab immer eine Hoffnung auf Erleichterung, Besserung und ein Weiter.

4.1.3 Kinder mit Herzerkrankungen

Bei einem großen Teil herzkranker Kinder kam und kommt die palliative Betreuung eher zu kurz und häufig zu spät zum Einsatz. Herzspezialisten äußern sich darüber häufig dahingehend, dass diese Kinder «plötzlich» sterben. Das heißt unerwartet und deshalb unvorbereitet. Dies trifft sicher bei einem Teil der Kinder wie auch jungen Erwachsenen zu, bei einem anderen Teil jedoch nicht. Einige dieser Kinder verschlechtern sich langsam, bei anderen kommt es wiederholt zu «Krisen». Die Unsicherheit liegt im Verlauf der Krisen, da sich Kinder auch aus schwersten und bedrohlichsten Krisen erholen können. Immer wieder scheinen diese Kinder dem Schicksal ein Schnippchen zu schlagen. Im Rückblick sagen Eltern oder Fachpersonen dann häufig, sie hätten mit dem Sterben des Kindes in diesem Moment gerechnet. Manche nennen dies «mein Kind ist schon manchmal gestorben». Bei manchen Eltern führt das dazu, dass sie irgendwann die Möglichkeit eines tödlichen Ausgangs einer Krise weit von sich schieben und das Gespräch darüber nicht (mehr) ertragen.

Vielen Kindern, jungen Erwachsenen und deren Familien ist bewusst, dass eine Krise auch zu dem befürchteten Lebensende führen kann. Eine Studie aus Boston zeigt dies sehr eindrucksvoll. In dieser Studie werden die Verläufe von 111 im Spital verstorbenen Kindern beschrieben (33). Drei Viertel dieser herzkranken Kinder waren zum Zeitpunkt ihres Todes noch nicht einjährig. Die meisten Kinder verstarben auf der Intensivstation, waren beatmet, brauchten eine medikamentöse Kreislaufunterstützung und bei der Hälfte bestand eine maschinelle Herzunterstützung (*ECMO oder ventrikulärer Device*). Bei mehr als der Hälfte der Kinder erfolgte während ihres letzten – zum Tod führenden – Spitalaufenthaltes eine Wiederbelebung (Reanimation). Bei fast allen Kindern war es zusätzlich zur Beeinträchtigung oder zum Ausfall weiterer Organsysteme gekommen. Bei den meisten von ihnen wurde vor dem Tod eine Entscheidung zum Abbruch der Therapie getroffen, ein anderer Teil der Kinder verstarb unter Wiederbelebungsmaßnahmen.

In eine ähnliche Richtung gehen die Ergebnisse einer kanadischen Studie (34). Darin werden 48 Todesfälle junger Erwachsener mit angeborenen Herzfehlern und in der Folge langsam zunehmender Herzschwäche (Herzinsuffizienz) beschrieben. Alle verstarben in der Klinik, bei allen war klar, dass keine Operationsmög-

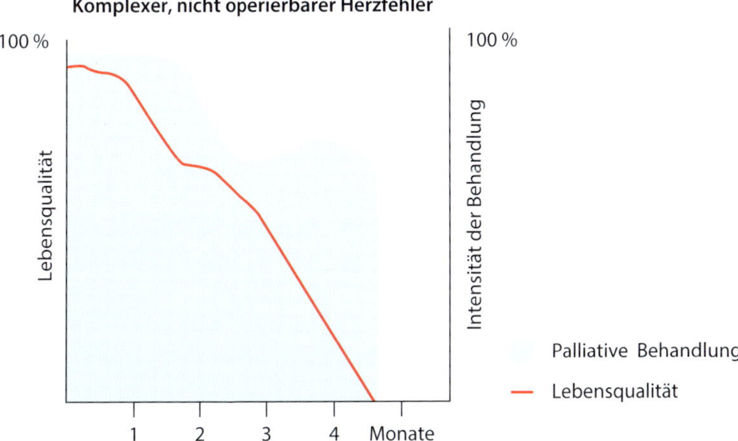

lichkeiten mehr zur Verfügung standen und sie nicht für eine Herztransplantation in Frage kamen. Eine Vielzahl litt unter deutlichen Beschwerden im Zusammenhang mit der Herzerkrankung und viele waren bereits zuvor aus diesen Gründen hospitalisiert. Nur bei 5 dieser 48 Patienten war in der Krankengeschichte ein Gespräch über die Möglichkeit des Sterbens dokumentiert. Zwei Drittel der Patienten starben auf der Intensivstation, etwas mehr als die Hälfte unter Wiederbelebungsmaßnahmen.

Das bedeutet, dass diese Kinder und jungen Erwachsenen einem großen Leid in ihren letzten Lebenstagen und Lebensstunden ausgesetzt waren. Der Tod war in diesen Patienten nicht als ein möglicher Ausgang antizipiert und mit den Betroffenen diskutiert worden.

An zwei Beispielen sollen die Möglichkeiten einer palliativen Betreuung bei solchen Patienten verdeutlicht werden.

Säugling mit komplexem Herzfehler

Bei Julia wurde bereits in der Schwangerschaft ein komplexer Herzfehler gefunden. Nach ihrer Geburt findet die weitere Betreuung im Kinderspital statt. In den Abklärungen finden sich weitere schwerwiegende Fehlbildungen. Trotz der schwierigen Ausgangslage sollen nicht vorschnell Entscheidungen getroffen, sondern der Verlauf beobachtet werden. Leider müssen aber nach den ersten vier Lebenswochen die Behandlungsmöglichkeiten als sehr beschränkt beurteilt werden. Das Leid für Julia würde in keinem Verhältnis zu dem nur als äußerst gering eingeschätztem Erfolg stehen. Mit Julias Eltern werden deshalb die palliativen Betreuungsmöglichkeiten besprochen. Es soll genug Zeit sein, die palliative Betreuung vorzubereiten und die Eltern freuen sich trotz allem, mit ihrem ersten Kind nach Hause gehen zu können. In Bezug auf das Herz geht es Julia recht gut, sie hat eine Trinkschwäche, ist aber sonst wach und mehrheitlich zufrieden. Medizinisch steht zum Zeitpunkt des Spitalaustritts, Julia ist neun Wochen alt, vor allem die Ernährung über eine tiefliegende Magensonde im Vordergrund. Der Stuhlgang muss mit regelmäßigen Einläufen unterstützt werden. Dies hat die Mutter während des Spitalaufenthaltes gelernt. Die Gallengänge sind nicht angelegt und führen zu einer Vergrößerung der Leber, einem großen Bäuchlein, das aber Julia zu diesem Zeitpunkt noch nicht stört, nur zu einer Gelbverfärbung der Haut führt. Die Betreuung zu Hause ist intensiv und anstrengend für die Eltern. Sie werden unterstützt von der ambulanten Kinderkrankenpflege, vom Hausarzt und mir (über das Telefon und einzelnen Hausbesuchen). Die Familie macht kleine Spaziergänge mit ihrer Tochter und genießt die nur kurze Zeit mit Julia zu Hause. Nach sechs Wochen, Julia ist inzwischen drei Monate alt, verschlechtert sich ihr Befinden langsam. Vor allem der Bauch macht ihr zu schaffen, es findet sich dort viel Wasser

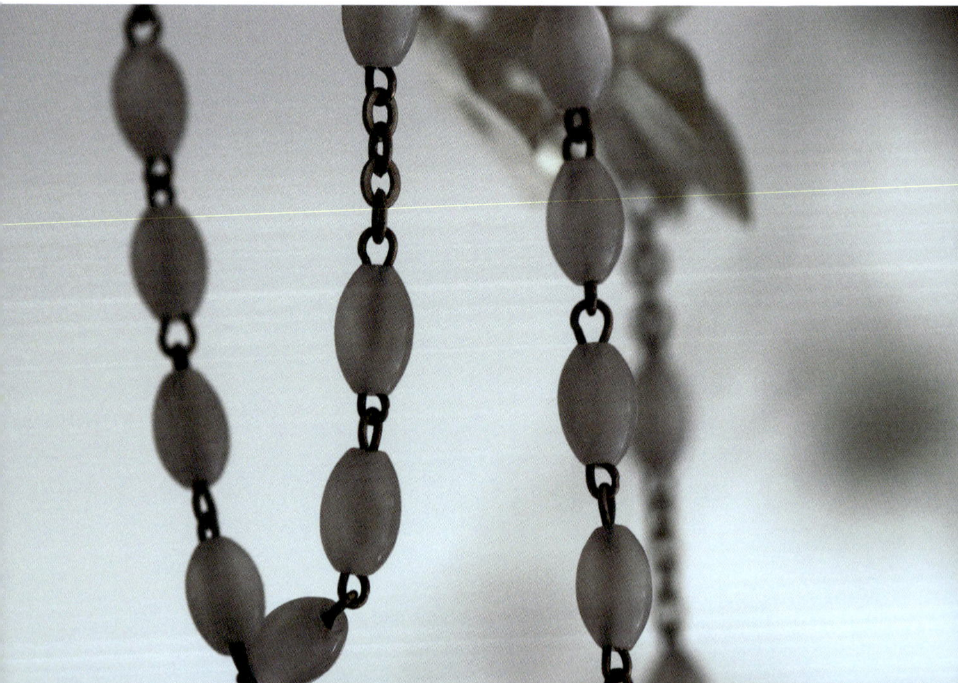

(Aszites), sie ist müde und schwach und wenn sie wach ist, eher unwohl und unzufrieden. Mit Morphintröpfchen können die Schmerzen etwas gelindert werden. Im Alter von vier Monaten stirbt Julia ruhig zu Hause in den Armen ihrer Eltern.

Schulkind mit komplexem Herzfehler

Lea ist knapp acht Jahre alt und leidet unter einem nach der Geburt festgestellten schweren komplexen Herzfehler. In den ersten Lebensjahren wurde sie mehrfach operiert. Seit mehreren Jahren bestehen jedoch keine weiteren Therapieoptionen mehr. Regelmäßig wird sie ambulant in der kardiologischen Sprechstunde gesehen, seit zwei Jahren jeweils zusammen mit mir vom Palliative Care Team. Sie besucht die Heilpädagogische Schule bisher ohne große Ausfälle. Lea geht gerne in die Schule, liebt es unter Kindern zu sein und möchte so wenig wie möglich verpassen. Um mobil zu sein, hat sie einen Rollstuhl und an den wichtigen Orten sind fixe Sauerstoffvorrichtungen für sie untergebracht, ansonsten ist sie mit ihrem tragbaren Sauerstoffgerät unterwegs. Am Schwimmunterricht nimmt Lea schon länger nicht mehr teil, da dies zu anstrengend ist. In den vergangenen Monaten fallen gelegentliche Herzrhythmusstörungen auf, die aber nicht behandelt werden. Es besteht eine schwere Zyanose (bläuliche Verfärbung der Lippen und Finger) und eine Bluteindickung, unter der Lea aber nicht leidet. Ihre Lebensqualität wird langsam schlechter und alles ist vor Ort für den Fall eingerichtet, dass sie sich akut verschlechtern würde.

Symptome in der Lebensendphase herzkranker Kinder

Die wissenschaftliche Literatur ist in diesem Bereich spärlich, weshalb Aussagen zu Häufigkeit und Stellenwert nicht möglich sind. Aus den Lehrbüchern der Palliative Care bei Kindern lässt sich zumindest eine Auflistung der möglichen und in der palliativen Phase behandlungsbedürftigen Symptome wiedergeben (35, 36).

Die häufigsten Symptome sind abhängig von der zugrundeliegenden Herzerkrankung: Schwäche, rasche Ermüdbarkeit, Appetitlosigkeit, Zyanose, Ödeme, Schmerzen, Atemnot, Übelkeit, Schwindel, Arrhythmien und Krisen durch akute Minderdurchblutung.

Die Schmerzen herzkranker Kinder kommen zustande durch Ödeme (Spannungsgefühl), Minderdurchblutung des Herzmuskels

(Angina pectoris, Brustenge – Herzschmerz) und Spannungsschmerz der Leberkapsel bei Lebervergrößerung infolge Rechtsherzschwäche. Die Schmerzbehandlung unterscheidet sich teilweise von der Behandlung anderer Schmerzzustände, weshalb diese Kinder in einer engen Zusammenarbeit mit dem Herzspezialist und seinem Team betreut werden sollten.

4.1.4 Kinder, bei denen die palliative Betreuung vor oder kurz nach der Geburt beginnt

Palliative Care in der Neonatologie beginnt bei einem Teil der Familien bereits vor der Geburt des Kindes, wenn in der Vorsorge eine extreme Fehlbildung sonografisch oder noch früher in der Pränataldiagnostik eine sehr schwere Chromosomenfehlbildung (z.B. Trisomie 13 oder 18) gefunden wird. Bei einem anderen Teil werden Eltern erst nach der Geburt des Kindes mit einer unheilbaren Fehlbildung oder aufgrund von Frühgeburtlichkeit oder Geburtskomplikationen mit der Möglichkeit des Sterbens ihres Kindes konfrontiert. Obwohl die Säuglingssterblichkeit in höchstem Maß zurückgegangen ist, bilden die Todesfälle rund um die Geburt eines Kindes nach wie vor einen großen Anteil der Todesfälle im Kindesalter. In Bezug auf Palliative Care bedeutet das, dass viele Neugeborenen-Abteilungen und Geburtskliniken ein Konzept für die Betreuung und Begleitung der Kinder und deren Eltern und Familie haben. Da die Krankheitsverläufe dieser Kinder mehrheitlich sehr kurz sind und viele bereits wenige Stunden nach der Geburt sterben, ist es von besonderer Wichtigkeit, früh das Vorgehen im Hinblick auf die erwarteten Fragen und Entscheidungsprozesse festzulegen. Wie und von wem sollen Entscheidungen getroffen werden? Wie kann die Symptombehandlung, Ernährung und Überwachung des Kindes aussehen? Welche Diagnostik muss durchgeführt werden und welche kann eventuell für die weitere Familienplanung von Wichtigkeit sein? Welche Maßnahmen sollen bei akuter Verschlechterung ergriffen werden? Soll ein Wiederbelebungsversuch gemacht werden? Gibt es Möglichkeiten der Lebensverlängerung, um beispielsweise das Abschiednehmen von anderen Familienmitgliedern zu ermöglichen? Welche Informationen sind für die Eltern wichtig, um diese Entscheidungen zu treffen und wie möchten sie einbezogen werden? Alle diese Überlegungen und vorausschauende Planungen sind wichtig, um genügend Zeit für das Abschiednehmen von dem kleinen Kind zu haben.

Symptome in der Lebensendphase sind vor allem Atemnot und Schmerzen und lassen sich in dieser Altersgruppe in der Regel sehr gut behandeln.

4.2 Palliativer Behandlungs- und Betreuungsplan

Viele Organisationen wie beispielsweise ambulante Kinderkrankenpflegedienste und Kliniken mit einem Angebot für Palliative Care haben einen Betreuungs- und Behandlungsplan entwickelt, der betroffenen Familien und involvierten Fachpersonen als Grundlage dient, alle wichtigen Informationen festzuhalten und untereinander auszutauschen. Ähnlich wie das in Kapitel 2 vorgestellte Formular «Dokumentierte Wünsche des Kindes» wird dieser Plan für jedes Kind und dessen Familie individuell ausgestellt und an alle wichtigen Schnittstellen verteilt. Hiermit sollen für die Betreuung zu Hause, in einer Institution und in der Klinik, die wichtigsten Informationen jederzeit zur Verfügung stehen. Dies ist vor allem wichtig bei einer geplanten oder ungeplanten Hospitalisation, einem raschen Spitalaustritt oder einer teilweisen Hospitalisation mit beispielsweise nur nächtlichem Aufenthalt auf der Station in instabilen Krankheitsphasen oder in der Lebensendphase. In Deutschland besteht dafür bereits eine sehr detaillierte, viele Möglichkeiten bietende Web-basierte Plattform (eKernPäP®), die eine Dokumentation aller Fachpersonen und eine elektronische Verordnung von Therapien erlaubt. In der Schweiz werden vorwiegend elektronisch zu versendende Formulare benutzt.

Auf diesen Formularen finden sich detaillierte Angaben zum Kind, zur Diagnose, den aktuellen Problemen, Telefonnummern und Adressen des Betreuungsteams, inklusive Notfallnummern und wer für was zuständig ist. Weiterhin ist die Symptombehandlung bezüglich Medikamenten und pflegerischen Maßnahmen aufgeführt und ob bei einem Atemstillstand oder Kreislaufversagen eine Reanimation (Wiederbelebung) durchgeführt werden soll. Falls keine Reanimation durchgeführt werden soll, ist festgehalten wann dies mit wem besprochen wurde. In diesem Fall sind Wünsche und Maßnahmen aufgeführt, die zur Unterstützung und Linderung von Leiden in den zu diesem Zeitpunkt möglichen Notfallsituationen eingesetzt werden sollen (zum Beispiel ein Status epilepticus, eine nicht zu stillende Blutung).

4.3 Palliative Symptombehandlung

Die Symptombehandlung beinhaltet bestehende Medikationen und Maßnahmen (vor allem bei Kindern mit neurologischen Erkrankungen) und das Vorgehen bei zu erwartenden Symptomen wie zum Beispiel Schmerzen, Atemnot, Übelkeit und Erbrechen, Durchfall oder Verstopfungen, Angst- oder Unruhezustände, neurologische Symptome wie Spastizität, Dystonie, Krampfanfälle, Vorgehen bei Fieber, Blutung, Umgang mit der Ernährung und Flüssigkeitszufuhr. Auf alternativmedizinische Behandlungsmöglichkeiten gehe ich nicht ein, da ich diesen Bereich zu wenig überschaue. Aber selbstverständlich haben diese Ansätze in der palliativen Symptombehandlung einen Stellenwert.

Bisher ist auf den mir bekannten Betreuungs- und Behandlungsplänen nicht explizit festgehalten, was Eltern oder Kinder, sofern sie dazu in der Lage sind, über ihre Krankheit, Symptome, Behandlungen dokumentieren sollen und was in Bezug auf Behandlungsmaßnahmen als hilfreich oder weniger hilfreich empfunden wurde. Vor allem bei langen Krankheitsverläufen kann dies sehr wertvoll sein.

In einer regelmäßigen Rückschau werden zusammen mit dem Patienten, den Eltern und den Fachpersonen Behandlungen und

Maßnahmen überprüft, diskutiert und je nach Bedarf angepasst. Auch nach dem Tod eines Kindes können diese persönlichen Dokumente eine gute und manchmal hilfreiche Erinnerungsstütze sein.

4.3.1 Schmerzen

Schmerzen sind in der palliativen Betreuung eines Kindes ein häufiges Symptom, das ernst genommen, frühzeitig und adäquat behandelt werden muss. Schmerzen treten nicht nur bei Kindern mit Tumorerkrankungen auf, sondern auch bei Neugeborenen oder Kindern mit neurologischen Erkrankungen.

Schmerzerkennung. Schmerzen zu erkennen, ist vor allem bei Säuglingen und kleinen Kindern oder Kindern mit einer geistigen Beeinträchtigung, die ihren Schmerz nicht verbalisieren können, schwierig. Leider werden aber auch die Kinder, die ihren Schmerz benennen können, nicht immer in ausreichendem Maß ernst genommen. Deshalb ist der Grundsatz «Schmerz ist das, was der Betroffene über seinen Schmerz mitteilt.» in der Schmerzerkennung und -behandlung zentral. Die Empfindung von Schmerzen ist subjektiv. Das heißt, dass niemand, außer der Patient selbst, das Ausmaß eines Schmerzes einschätzen kann. Oder anders erklärt, die Größe oder Tiefe einer Wunde lässt nicht auf die Stärke des Schmerzes schließen. So subjektiv die Empfindung von Schmerzen ist, so individuell ist die Art und Weise wie der Schmerz gezeigt wird. Nicht nur das Weinen oder Schreien kann auf einen Schmerzzustand hinweisen; manche Kinder ziehen sich aufgrund ihrer Schmerzen zurück, wollen nicht angefasst oder getragen werden, lassen sich nicht trösten, wollen nicht essen, oder finden die Ruhe zum Schlaf nicht. Säuglinge liegen häufig in einer angespannten Haltung mit angezogen Armen und Beinen im Bett, das Gesicht verkniffen, Hände und Füße verkrampft. Aber auch für Kinder, die sich differenziert ausdrücken können, kann es schwierig sein, zu beurteilen, ob sie Schmerzen haben, weil sie sich an ihr Unbehagen gewöhnt haben. Dies vor allem dann, wenn Schmerzen schon lange bestehen. Viele Eltern haben ein sehr gutes Gespür für ihr Kind und können mit Hilfe kleinster Veränderungen sagen, ob ihr Kind Schmerzen hat oder nicht. Für andere Eltern ist dies schwieriger, auch weil Schmerzen einen Hinweis geben, dass sich die Krankheit verschlechtert und Schmerzen sowie ihre Behandlung für viele (unbewusst) mit dem nahenden Lebensende verknüpft ist. In ähnlicher Weise gibt es Kinder, die versuchen ihren Schmerz auszuhalten oder herunterzuspielen, um ihre Eltern nicht zu beunruhigen.

Idealerweise erfolgt die Beurteilung («Messung») der Schmerzstärke mit einem Instrument. Die Quantifizierung und Dokumentation des Schmerzes ist insbesondere zur Einstellung mit einem oder mehreren Schmerzmedikamenten wichtig. Für kleine Kinder ab 4 Jahren werden Gesichterskalen nach Bieri verwendet (37, 38), für Kinder über 12 Jahren die sogenannte visuelle Analogskala, auf der der Punkt 0 für «keine Schmerzen» und der Punkt 10 für «stärkste Schmerzen» steht. Für Neugeborene wird in der Schweiz mehrheitlich der «Berner Schmerzscore für Neugeborene» (39) verwendet und für Kinder bis 4 Jahre die «Kindliche Unbehagens- und Schmerzskala KUSS» (40). In Kanada wurde zusätzlich ein Instrument für schwerstbehinderte Kinder, die sich verbal nicht ausdrücken können, entwickelt und die deutsche Fassung in der Schweiz überprüft und eingeführt (41). Somit liegen gute Skalen zur Erfassung von Schmerzen für alle Altersgruppen, inklusive schwerstbehinderte Kinder, vor.

Medikamentöse Schmerztherapie. Zur Schmerztherapie werden verschiedene Medikamente, auch als Medikamentengruppen bezeichnet, eingesetzt. Bei leichten Schmerzen sind dies Paracetamol und nicht-steroidale Antirheumatika wie Algifor®, Brufen® oder Voltaren®. Bei stärkeren und stärksten Schmerzen werden diese Medikamente in der Regel weiter verabreicht, da mit einer Kombination mehrerer Medikamente die Einzeleffekte und die verschiedenen Angriffspunkte der Medikamente ausgeschöpft und teilweise auch verstärkt werden können. Ein Medikament, das eine Zwischenposition zwischen schwächeren und starken Schmerzmedikamenten einnimmt, ist das Tramadol (Tramal®). Zu den starken Schmerzmedikamenten gehören die sogenannten «Opioide», natürliche und synthetische Substanzen mit morphinartigen Eigenschaften. Das bekannteste Opioid ist das Morphin, andere, auch bei Kindern häufig eingesetzte, Opioide sind Fentanyl, Nalbuphin, Buprenorphin, Hydromorphon und Methadon. Opioide stehen in verschiedenen Verabreichungsformen zur Verfügung, als Tropfen, Tabletten, Suspension, Zäpfchen, Lösung zur intravenösen (in die Vene) oder subkutanen (in die Haut) Verabreichung und als Pflaster (Fentanyl und Buprenorphin). Schmerzmedikamente sollen vor allem in einer Phase, in der das Kind häufig oder dauerhaft unter Schmerzen leidet, nach einem festen Zeitplan (z. B. alle 4 oder alle 6 Stunden) verabreicht werden. Mit dieser strengen Verordnung und konsequenten Verabreichung werden Schmerzspitzen und Nebenwirkungen, die in einen toxischen Bereich gehen können, vermieden und so wird eher eine niedrigere Gesamtdosis zur Schmerzlinderung benötigt. Zusätzlich sollte es eine Verordnung darüber geben, was zusätzlich gegeben werden darf, wenn Schmerzen mit den aktuellen Medikamenten nicht «abgedeckt» werden (Schmerzreserve). Bei manchen Kindern kann es notwendig werden, bei Verrichtungen, pflegerischen Maßnahmen, Lagerung und Ähnlichem, zusätzlich ein Schmerzmedikament zu verabreichen.

Neben diesen «klassischen» Schmerzmedikamenten müssen häufig bei sehr starken, schlecht zu kontrollierenden Schmerzen weitere Medikamente eingesetzt werden, die nicht als typische Schmerzmedikamente bekannt sind. Sie werden als sogenannte «Co-Analgetika» bezeichnet. Dazu gehören Medikamente aus dem Bereich der Epilepsiebehandlung (Antikonvulsiva), Cortison, Ketamin, Clonidin, Bisphosphonate, Cannabis-Abkömmlinge und Antidepressiva. Alle diese Medikamente führen dazu, die Schmerzempfindung über eine komplexe Schmerzleitung dahingehend zu beeinflussen, dass der Schmerz weniger stark empfunden wird. Leider muss dabei häufig in Kauf genommen werden, dass die Kinder müde sind. Aber viele Kinder bevorzugen ausdrücklich diese Müdigkeit gegenüber den starken Schmerzen.

Häufig geäußerte Bedenken im Zusammenhang mit Opioiden

«Wenn wir jetzt schon mit so starken Medikamenten beginnen, dann gibt es nichts mehr, wenn es wirklich schlimm ist.»

Diese Sorge wird von vielen Eltern, manchmal auch von Jugendlichen geäußert, zum Teil verbunden mit der Befürchtung, die Wirkung der Opioide lasse mit der Zeit nach oder sie wirkten gar nicht mehr. Da Palliative Care von dem Gebot einer bestmöglichen Schmerzlinderung ausgeht, ist es wichtig, dass diese möglichst früh erreicht wird. Es bedeutet nicht, dass Schmerzen zu einem späteren Zeitpunkt nicht wirksam behandelt werden können. Die Dosis der meisten Opioide (außer Tramal®, Nalbuphin® und Buprenorphin) kann so gesteigert werden, dass ein gewisser Gewöhnungseffekt ausgeglichen werden kann. Der häufigere Grund für eine Dosissteigerung von Opioiden liegt jedoch in einer Zunahme der Schmerzen. Weiterhin ist das Spektrum der zur Verfügung stehenden Medikamente groß genug, um auch bei weiter fortschreitender Erkrankung effizient eingesetzt werden zu können.

«Jetzt bekommt mein Kind schon Morphin, dann geht es bald zu Ende.»

In dieser Aussage verbirgt sich eine große und natürlich verständliche Angst. Für viele Laien ist nicht bekannt, dass starke Schmerzmedikamente wie Opioide auch bei nicht sterbenden Patienten eingesetzt werden. So werden sie bei Kindern mit Krebserkrankungen häufig während der Therapie eingesetzt, wenn beispielsweise durch die Chemotherapeutika die Mundschleimhaut aufgeht, was extrem schmerzhaft ist. Auch die Sorge, die Behandlung mit Opioiden würde das Sterben des Kindes beschleunigen, ist nicht berechtigt. Im Gegenteil, es konnte gezeigt werden, dass eine gute palliative Betreuung (inklusive Opioiden zur Schmerztherapie) das Leben eines Individuums sogar verlängern kann.

«Ich möchte nicht, dass mein Kind diese Medikamente bekommt, weil sie süchtig machen.»

Opioide bewirken tatsächlich eine körperliche Abhängigkeit, was aber mit einer Sucht nicht zu verwechseln ist. Eine körperliche

Abhängigkeit bedeutet, dass man eine längerdauernde Therapie mit Opioiden nicht abrupt stoppen darf, da es dadurch zu Entzugssymptomen kommt. Der Körper hat sich an das Medikament gewöhnt und muss entwöhnt werden, was in der Regel ohne Probleme möglich ist. Eine Sucht besteht dann, wenn ein außergewöhnliches Verlangen nach einem Inhaltsstoff besteht und alles in Bewegung gesetzt wird, um sich diesen Inhaltsstoff zuführen zu können. Dieses Verlangen, im Sinne eines Suchtverhaltens, ist verbunden mit Verhaltensstörungen wie Zwangsstörung und Kontrollverlust, also nicht vergleichbar mit der Situation eines Patienten, der unter Schmerzen leidet.

Nebenwirkungen von Opioiden. Fast alle Opioide haben Nebenwirkungen und sind individuell sehr unterschiedlich verträglich. Die häufigsten Nebenwirkungen sind Müdigkeit, Schwindel, Verstopfung, Juckreiz, Übelkeit und Erbrechen und Harnverhalt. Manche dieser Nebenwirkungen (vor allem Müdigkeit, Schwindel und Übelkeit, eventuell verbunden mit Erbrechen) treten nur am Anfang, während der ersten Tage, auf. Übelkeit kann mit gängigen Medikamenten wie Zofran®, Navoban® (Ondansetron, Tropisetron) oder Medikamenten gegen Reiseübelkeit wirksam behandelt werden; Müdigkeit und Schwindel hingegen müssen am Anfang der Behandlung akzeptiert werden. Diese Nebenwirkungen können auch bei einer raschen Steigerung der Dosis wieder auftreten. Verstopfung ist eine sehr häufige Nebenwirkung vor allem von Morphin, weniger von Fentanyl und muss bereits vorbeugend mit entsprechenden Medikamenten behandelt werden. Juckreiz tritt häufig dosisabhängig auf und kann ein Grund sein, das Opioid wechseln zu müssen. Ebenso ist ein Harnverhalt eine ausgesprochen unangenehme Nebenwirkung, die häufig einen Wechsel des Opioids notwendig werden lässt.

Überdosierung. Eine Überdosis von Opioiden kann zu einer Atemstörung im Sinne eines zu geringen Atemimpulses bei Bewusstseinstrübung führen. Aus diesem Grund wird die Dosis langsam eingeschlichen, was prinzipiell einen ambulanten Behandlungsbeginn erlaubt. Bei korrekter Anwendung der Opioide kommt es selten zu Überdosierungen.

Nicht-medikamentöse Schmerztherapie. Schmerzen können neben den aufgeführten Medikamenten zusätzlich mit nicht-medikamentösen Maßnahmen zu lindern versucht werden. Dazu gehören physikalische Maßnahmen, wie ein warmes Kirschkernsäckchen, ein Bad, ein Coldpack, Wickel, vorsichtige Massagen und Einreibungen und gezielte Lagerungen zur Entlastung eines schmerzhaften Körperteils. Ganz wichtig ist auch die Ablenkung; etwas, was jeder Mensch mit Schmerzen fast automatisch versucht, was aber auch gezielt eingesetzt werden kann. Dazu gehören das Vorlesen, Singen, Spielen, Musikhören, einen Film anschauen oder einfach Fernsehen, Spielkonsole spielen und vieles andere mehr. Die Form der Ablenkung richtet sich häufig auf bereits Erlerntes oder Erprobtes, das als hilfreiche Ressource erlebt wird und so eingesetzt werden soll.

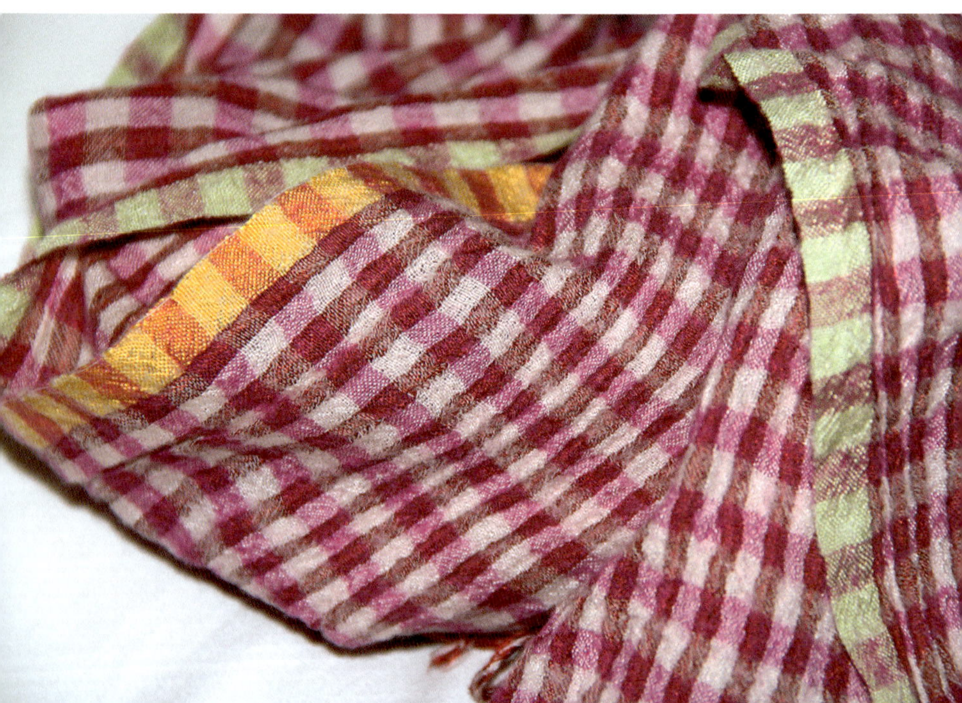

4.3.2 Atemnot

Atemnot kann bei Kindern mit einer Lungenerkrankung (zum Beispiel Zystische Fibrose) oder bei Beteiligung der Lunge im Zusammenhang mit einer anderen Erkrankung auftreten. Das sind zum Beispiel Lungenmetastasen bei Tumoren, Erguss in der Lunge oder im Rippenfell bei Tumorerkrankungen oder Herzinsuffizienz bei einer Herzerkrankung, Schwächung der Atemmuskulatur bei neuromuskulären Erkrankungen wie Muskeldystrophie oder im Rahmen von anderen neurologischen Erkrankungen, bei denen die Koordination bestimmter Funktionen (Husten, Schlucken) verloren geht. Unabhängig von der Ursache der Atemnot oder der erschwerten Atmung, die zu Atemnot führen kann, ist die Behandlung die gleiche. Sie besteht aus nicht-medikamentösen Maßnahmen mit einer möglichst bequemen Position im Bett und Erhöhung des Oberkörpers, Zufuhr frischer Luft, ein offenes Fenster, möglichst ein nicht zu warmer Raum, ein Ventilator und eine Sauerstoffzufuhr ohne damit das Gesicht zu stark zu bedecken. Manche Kinder ziehen für die Sauerstoffzufuhr einen Trichter vor, andere zwei kleine Stöpsel, die in der Nase liegen oder eine leichte Maske, die locker auf Nase und Mund sitzt.

Kinder mit neuromuskulären Erkrankungen sind vielleicht bereits an eine sogenannte nächtlich Heimbeatmung, eine *CPAP-Maske* (Unterstützung der eigenen Atmung über eine eng über Nase und Mund sitzende Maske) oder ähnliches gewohnt.

Pflegerische Maßnahmen können das Absaugen von Sekret beinhalten, was vor allem bei Kindern mit neurologischen Erkrankungen eingesetzt wird.

Medikamentös steht an erster Stelle der palliativen Behandlung von Atemnot niedrig dosiertes Morphin oder die Gabe eines anderen schnell wirksamen Opioids. Damit wird die Atemarbeit optimiert. Dies vor allem über eine Verminderung der häufig gleichzeitig bestehenden Angst vor dem Ersticken. Diese Angst zeigen auch Kinder, die verbal nicht kommunizieren, allein über ihren angstvollen Gesichtsausdruck. Wichtig ist, dass das Opioid schnell freigesetzt wird, also beispielsweise Morphin-Tropfen, die in einer sehr viel niedrigeren Dosis als zur Behandlung von Schmerzen, gegeben werden. Wenn also das Kind schon Morphin zur Behandlung von Schmerzen bekommt, kann etwa ein Viertel der Einzeldosis zusätzlich zur Behandlung der Atemnot gegeben werden. Je nach Befinden des Kindes kann zusätzlich die Gabe von angstlindernden Medikamenten wie Benzodiazepinen (beispielsweise Temesta®) sinnvoll sein.

4.3.3 Blutarmut (Anämie)

Vor allem Kinder mit Leukämien oder das Knochenmark betreffende oder einschließende Erkrankungen können unter einer Blutarmut (Anämie, erniedrigte rote Blutkörperchen und erniedrigter roter Blutfarbstoff – Hämoglobin) leiden. Allerdings sind die meisten Kinder an niedrige Hämoglobinwerte gewöhnt, tolerieren diese relativ gut und leiden nicht unbedingt darunter. Symptome einer Blutarmut sind allgemeine Schwäche, Unruhe, Kopfschmerzen, Übelkeit und Schwindel. Bei zusätzlichen Blutungsproblemen kann es sinnvoll sein, beide Blutwerte mit Transfusionen zu korrigieren. Viele Kinder fühlen sich nach einer Bluttransfusion deutlich besser, so dass eine Bluttransfusion vor allem während der Krankheitsphase, in der die Kinder aktiv sind, sinnvoll ist. In der Lebensendphase werden Bluttransfusionen nur sehr zurückhaltend gegeben, da es meist nicht sinnvoll ist, dem langsam müder und schwächer werdenden Körper des Kindes, das dann eher Ruhe und Schlaf sucht, zusätzliche «Energiespritzen» zu geben.

4.3.4 Blutungen

Blutungen treten vorwiegend bei Kindern mit Krebserkrankungen oder einer Erkrankung der Leber auf. Niedrige Blutplättchenwerte (Thrombozyten) oder eine ausgeprägte Gerinnungsstörung können zu starken Blutungen führen. Selten können auch solide Tumoren durch ihr Wachstum zu einer Blutung führen. Blutungen sind für das Kind wie für die Menschen um das Kind herum beängstigend, weshalb eine Behandlung und vorbeugende und vorbereitende Maßnahme einen hohen Stellenwert haben. Im Vordergrund steht meistens die Transfusion von Blutplättchen. Daneben kann bei Nasenbluten versucht werden, die Nase während fünf Minuten zuzudrücken und ein Coldpack in den Nacken zu legen. Blutungen der Mundschleimhaut können mit einer blutungshemmenden Spüllösung mit Cyklokapron® (Tranexamsäure) zu stoppen versucht werden. Zusätzlich zur Transfusion von Blutplättchen kann Cyklokapron® auch als Tablette oder Brausetablette eingenommen werden.

4.3.5 Ernährungsprobleme

Kinder mit neurologischen Erkrankungen haben sehr häufig Probleme mit der Nahrungsaufnahme und viele werden über eine Magensonde, die über die Nase oder direkt über die Haut bei einer Operation in den Magen (*PEG-Sonde*) eingelegt wird, ernährt.

Bei Kindern mit Tumor- oder Herzerkrankungen verändern sich mit dem Fortschreiten der Krankheit die Bedürfnisse rund um das Essen und Trinken. Es zeigt sich ein Appetitverlust und zum Teil eine verzögerte Verdauung, was sich ebenfalls in einer Appetitlosigkeit äußern kann.

Bei Kindern mit «künstlicher» Ernährung, die ihre Nahrungsaufnahme nicht selbst regulieren können, muss darauf geachtet werden, dass zum Lebensende hin die Nahrungs- und Flüssigkeitsmenge angepasst – also meist reduziert – wird. Andererseits gibt es Kinder, bei denen Eltern sagen, «bitte reduziert die Nahrung nicht, das ist die einzige Freude, die mein Kind noch hat». Solche Einschätzungen stammen häufig aus der Zeit, in der das Kind die Zufuhr selbst regulierte und diese Hinweise sind wichtig und kostbar.

4.3.6 Fieber und Infektionen

Fieber tritt im Zusammenhang mit Infektionen auf, kann aber auch andere, beispielsweise tumorbedingte oder zentrale – das Gehirn betreffende – Ursachen haben. Infektionen werden je nach Krankheitsstadium antibiotisch oder nur symptomatisch, also nur in Bezug auf das Fieber behandelt. Tumorbedingtes Fieber und zentrales Fieber (Regulationsstörung des Gehirns) sprechen eher schlecht auf die üblichen Maßnahmen mit physikalischer Kühlung oder fiebersenkenden Medikamenten an.

4.3.7 Harnverhalt, rückläufige Urinproduktion

Harnverhalt tritt wahrscheinlich am häufigsten im Zusammenhang mit Opioid-Nebenwirkungen auf. Es kann aber auch mechanisch zu einem Harnverhalt kommen, wenn zum Beispiel ein großer Tumor den Abfluss des Urins blockiert. In dieser Situation ist eine künstliche Ableitung notwendig. In der Lebensendphase kommt es mit der langsam abnehmenden Funktion aller Organsysteme natürlicherweise auch zu einer verminderten Urinproduktion. Hier ist keine Behandlung notwendig.

4.3.8 Hautprobleme

Kinder, die sich infolge ihrer schweren Erkrankung, Lähmungen oder zunehmender Schwäche nicht (mehr) bewegen, haben ein Risiko Druckstellen und offene Hautläsionen zu entwickeln. Je nach Krankheitsstadium ist es bei diesen Kindern wichtig, die Haut gut mit Lotionen zu pflegen und regelmäßige Lagerungen vorzunehmen. Lagerungen können bei Kindern, die beispielsweise aufgrund ihres Tumorleidens sehr empfindlich auf kleinste Bewegung reagieren, sehr vorsichtig mit nur geringfügigem Wechseln der Belastungszone erfolgen. Es können zum Beispiel weiche Stofftiere für diese feinen Lageveränderungen verwendet werden.

Juckreiz. Entsteht im Zusammenhang mit Systemerkrankungen oder als Nebenwirkung von vor allem Opioiden; er ist sehr störend und kann die Lebensqualität stark beeinträchtigen. Neben medikamentösen Behandlungsversuchen, die leider häufig nicht erfolgreich sind, können Waschungen mit kühlenden Essenzen (Pfefferminz) hilfreich sein. Die Haut sollte außerdem nicht austrocknen, da dies den Juckreiz verstärkt.

4.3.9 Herzkreislauf

Herzinsuffizienz. Diese steht bei Kindern mit Herzerkrankungen im Vordergrund. Die Pumpleistung des Herzens wird zunehmend schlechter, was sich in einer abnehmenden Leistungsfähigkeit, Schwäche, Müdigkeit und eventuell Verwirrtheit äußert. Im Zusammenhang mit einem Rückstau des Herzens kann es zu Ödemen («Wasser in den Beinen»), Oberbauchbeschwerden, Übelkeit, Appetitlosigkeit, Atemnot (Lungenödem) und Schmerzen kommen.

Zyanose (Blauverfärbung der Haut). Diese ist bei bestimmten Herzfehlern meist schon vorbestehend und betrifft vor allem die Lippen, die Zunge und das Nagelbett. Bei herzgesunden Kindern kann es in den letzten Lebensstunden, im Sterbeprozess zu einer Zyanose kommen.

4.3.10 Übelkeit und Erbrechen

Die Ursachen für Übelkeit und Erbrechen sind vielfältig. Sie reichen von Medikamentennebenwirkungen bis zu Folgen anderer Symptome (Herzinsuffizienz, Passagehindernis bei Tumoren). Erbrechen ohne Übelkeit, auch wenn das Kind nüchtern ist, ist ein klassisches Symptom bei erhöhtem Hirndruck (Kinder mit Hirntumoren).

Viele Kinder verweigern wegen der Übelkeit das Essen und Trinken; sie sollten nicht dazu gedrängt werden. Nicht-medikamentöse Maßnahmen sind das Vermeiden von Essensgerüchen, eine eher niedrige Raumtemperatur, die Zuführung frischer Luft und ganz wichtig: Ablenkung. Medikamentös können die in der Onkologie bekannten Medikamente wie Zofran® oder Navoban® (Ondansetron, Tropisetron), Medikamente gegen Reiseübelkeit und bei älteren Kindern Paspertin® (Metoclopramid) versucht werden. Bei Übersäuerung sollte auch ein medikamentöser Magenschutz (z. B. Omeprazol, Antra®) erwogen werden. Homöopathische und komplementäre Medikamente haben in diesem Bereich ebenfalls einen hohen Stellenwert.

4.3.11 Verstopfung/Durchfall

Verstopfung. Sie tritt häufig bei zunehmender krankheitsbedingter Immobilität des Kindes auf, bei verminderter Nahrungs- und Flüssigkeitsaufnahme und als Nebenwirkung von Opioiden. Bei Kindern mit neurologischen Erkrankungen ist sie häufig vorbestehend und der Umgang damit hat sich eingespielt. Bei Kindern mit Tumorerkrankungen kann sie auch bei der unter Übelkeit beschriebenen Darmpassagestörung durch das Tumorwachstum auftreten. Da Verstopfung zu zusätzlichem Unwohlsein und Schmerzen führen kann, muss diese konsequent und vorbeugend behandelt werden. Erst in den letzten Lebenstagen kann darauf verzichtet werden. Kinder sprechen zum Teil gut auf sanfte Maßnahmen wie frisch gepressten Orangen- oder Grapefruitsaft oder Milchzucker an. Bei manchen Kindern helfen gezielte Bauchmassagen, zum Beispiel mit Kümmelöl, um die Darmtätigkeit anzuregen. Medikamentös stehen verschiedene Medikamente zur Verfügung (bspw. Macrogol, Bisacodyl – Dulcolax®). Einläufe sollten zurückhaltend angewendet werden, wobei manche Kinder einen Einlauf weiteren zu schluckenden Medikamenten vorziehen.

Durchfall. Er ist deutlich seltener als Verstopfung. Bei Kindern mit Erkrankungen des Darms oder als Therapienebenwirkung kann Durchfall auftreten. Die Behandlung ist abhängig von der Ursache und wird deshalb hier nicht weiter spezifiziert.

4.3.12 Neurologische Symptome

Schluckstörungen. Bei Kindern mit neurologischen Erkrankungen bestehen diese häufig schon lange und viele werden deshalb über eine Sonde ernährt. In Zusammenhang mit Hirntumoren treten Schluckstörungen häufig erst im Laufe des Tumorwachstums auf. Hier ist es dann wichtig, den richtigen Zeitpunkt zu finden, wann auf eine Nahrungs- und Flüssigkeitszufuhr auf normalem Weg verzichtet werden sollte, um die Belastung durch ein Verschlucken zu vermeiden oder dieses bewusst in Kauf zu nehmen, weil das Essen für das Kind eine sehr wichtige Rolle spielt. Schluckstörungen können medikamentös leider nicht behandelt werden.

Sekret- und Schleimprobleme. Diese treten meist im Zusammenhang mit Schluckstörungen auf – der Speichel im Mund und der Schleim aus den Atemwegen können nicht geschluckt werden und können deshalb zu einer Behinderung (Verlegung) der Atemwege und zu Atemnot führen. Es kann auch zu einer vermehrten Sekretproduktion kommen, die medikamentös leider nur schlecht zu beeinflussen ist. Ein zu häufiges Absaugen kann ebenfalls zu einer zusätzlichen Stimulierung führen und sollte deshalb nur zurückhaltend eingesetzt werden.

Spastik/Dystonie. Sie treten isoliert oder kombiniert im Rahmen neurologischer oder anderer Krankheitsbilder auf, die zu solchen neurologischen Symptomen führen. Die Therapie ist nicht an die palliative Behandlung gebunden und wurde bei vielen Kindern häufig schon zu einem früheren Zeitpunkt begonnen. In der zunehmend palliativen Betreuung wird in der Behandlung eine zusätzliche Sedierung eher toleriert als zu einem früheren Zeitpunkt im Krankheitsverlauf.

Krampfanfälle. Diese können bei Kindern mit Hirntumoren oder Metastasen in Folge des Tumorwachstums neu auftreten. Bei Kindern mit angeborenen oder vorbestehenden Erkrankungen des Gehirns sind sie häufig bekannt; sie können sich im Rahmen der allgemeinen Verschlechterung zusätzlich verschlimmern oder nicht mehr kontrollierbar werden. Da insbesondere das neue Auftreten von Krampfanfällen sehr bedrohlich ist, ist es wichtig, wenn immer möglich darauf vorbereitet zu sein und ein Medikament zu haben, das einen Anfall unterbrechen kann.

Regulationsstörungen des autonomen Nervensystems. Das sind Stresssymptome mit starkem Schwitzen, erhöhter Körpertemperatur oder Fieber, beschleunigter Atmung und Herzschlag, Unruhe, vermehrtem Speichelfluss und anderen Beschwerden. Die Behandlungsmöglichkeiten reichen von der Verabreichung von Sedativa (Beruhigungsmedikamente) über Schmerzmedikamente zu Medikamenten, die das autonome Nervensystem beeinflussen können wie Antiepileptika und Medikamente, die zur Behandlung von neuropathischen Schmerzen eingesetzt werden.

Neurologische Ausfälle. In Verbindung mit Lähmungen und Mobilitätsverlust, Verlust des Seh-, oder Hörvermögens sind sie vor allem bei Kindern mit Krebserkrankungen, insbesondere Hirntumoren häufig. Für Kinder kann ein solcher Verlust angstauslösend sein und selbst wenn es dafür keine eigene Behandlung gibt, ist es für das Kind wichtig, Erklärungen zu bekommen, warum es zu diesen Ausfällen kommt.

4.3.13 Psychische Symptome

In der Auseinandersetzung mit einer unheilbaren Krankheit durchleben auch Kinder Phasen wechselnder Emotionen, die von Gefühlen der Trauer, Wut, Verzweiflung, Ängsten und Hoffnungen geprägt sind. Manche dieser durchaus normalen Emotionen können für die Kinder wie ihre Familien zu einer Belastung und deshalb behandlungsbedürftig werden. Das betrifft vor allem Ängste, Depression, Schlafstörungen und aggressives selbst- und fremdgefährdendes Verhalten. Wichtig ist aber vor allem herauszufinden, was diesen Symptomen zugrunde liegt. Sehr häufig sind diese Ängste mit wiederholten Gesprächen zumindest zu einem Teil aufzulösen. Es kann wichtig sein dem Kind zu versichern, dass es nicht alleine sein wird, oder dass die Eltern ihre Aufgaben wie auch Aufträge des Kindes auch nach dessen Tod weiterverfolgen werden. Zusätzlich kann die Beratung durch einen Psychologen oder Kinder- und Jugendpsychiater hilfreich zur Klärung sein. Medikamentös stehen verschiedene angstlösende und beruhigende Medikamente zur Verfügung.

In diesem Kontext können Aggressionen auftreten oder sich als neurologisches Symptom erweisen. Neben dem Versuch, den Ursprüngen solcher Ausbrüche auf den Grund zu gehen, ist es wichtig, das Kind davor zu schützen, sich selbst in diesen Ausbrüchen etwas anzutun oder in seinem Umfeld Schaden anzurichten, da es dies zumeist tief bereuen würde. Zusammen mit der Kinder- und Jugendpsychiatrie sollte nach Lösungen gesucht werden, um das Kind in diesem Sinne zu schützen und die Familie zu beraten.

Unruhe geht in eine ähnliche Richtung. Selbst wenn die Kinder nicht unter ihren Unruhezuständen leiden, ist es häufig für das Familiensystem notwendig, Unruhe zu behandeln.

Schlafstörungen sind ein sehr häufiges Symptom von schwerkranken Kindern. Bei manchen kommt es zu einer Umkehr des Tag-Nacht-Rhythmus und es scheint als würden sie sich tagsüber sicherer fühlen für ihr «Hinübergleiten» in den Schlaf. Auch hier kann es sinnvoll sein, den Schlaf medikamentös anzustoßen oder zu regulieren.

4.4 Palliative Sedierung

Bei «unerträglichen» Symptomen kann eine Sedierung in der Lebensendphase notwendig werden (das heißt, wenn mit dem Tod innerhalb von Stunden oder wenigen Tage gerechnet wird). Auch wenn dies nur selten notwendig ist, kann es vor allem für Jugendliche sehr entlastend sein zu wissen, dass sie nicht alles aushalten müssen und sie bestimmen dann, wann dieser Punkt für sie erreicht ist.

Ich habe dies vor mehreren Jahren bei einer jugendlichen Patientin erlebt, die an den Folgen von Lungenmetastasen bei einem Knochentumor (Osteosarkom) verstorben ist:

> Sie war eine sehr selbstbewusste und unglaublich tapfere junge Frau, die ihr Leben schon sehr früh in die Hand genommen hatte. Als sie im Laufe ihrer fortschreitenden Tumorkrankheit realisierte, dass sich ein großer Teil davon in ihrer Lunge manifestierte, war ihr klar, was das bedeuten konnte. Sie hatte Angst vor der Atemnot, die möglicherweise auf sie zukommen würde. Dem ins Auge blickend wollte sie wissen, welche Möglichkeiten der Symptombehandlung bestünden. Die Versicherung, dass auch bei ihr zu Hause eine Sedierung möglich wäre, beruhigte sie sehr. Die Medikamente waren zu Hause, sie konnte den Zeitpunkt des Beginns bestimmen. Einen Tag vor ihrem Tod wurde mit der Dauerinfusion von Midazolam (Dormicum®) begonnen. Zwischenzeitlich war sie wach, bis sie schließlich ruhig zu Hause starb.

Eine palliative Sedierung wird meistens mit dem Medikament Midazolam (Dormicum®) durchgeführt, das in der Regel über die Vene verabreicht wird, wobei auch eine Gabe über die Haut (subcutan) möglich ist. Mit dieser Form der kontinuierlichen Gabe kann die Stärke oder Tiefe der Sedierung sehr gut reguliert werden. Eine Sedierung kann auch wieder unterbrochen werden, wenn dies der Patient wünscht.

Eine palliative Sedierung soll und darf nicht über den Kopf eines Kindes oder einer Familie hinweg eingeleitet werden.

Kapitel 5: Marinas Kräuterhexe und die Macht der Fantasie

Bis bei Marina im Oktober 2011 eine Schwellung im Oberbauch entdeckt wurde, die sich im Verlauf als Neuroblastom herausstellte, beschrieb ihre Mutter, Regula Meier, die Familie als eine «ganz normale». Marina war sechs, ihr Bruder Till vier und ihre Schwester Lilly zwei Jahre alt, ein Hund und vier Katzen gehörten mit dazu. Nach Entdeckung des «Böppels» – wie die Kinder die Schwellung nannten – war «nichts mehr wie zuvor». Marina erhielt eine Chemotherapie, die sie sehr schwächte.

An einem stürmischen Tag saßen Marina und ihre Mutter auf dem Spitalbett – traurig, beide weinten. Sie beobachteten die Bäume vor dem Fenster, der Sturm zerrte an ihren Ästen, den großen starken und an den zarten schwachen. Gefragt, was sie denke, und welcher dieser Äste sie sei, antwortete Marina: «Ein schwacher – Ich möchte aber lieber ein starker sein, weil die schwachen all ihre Blätter verlieren, so wie ich meine Haare.» Der Mutter wurde klar, sie mussten stark werden wie unbeugsame Bäume vor dem Spitalfenster. Marina sollte wieder lachen können, trotz allem. Sie musste von ihrer schweren Krankheit abgelenkt werden – auf kindgerechte Art. Die Krankheit musste erträglicher gemacht werden, Marina brauchte einen Stern, an dem sie sich orientieren konnte, etwas, das sie motivierte.

Marinas Mutter interessierte sich für eine begleitende homöopathische Therapie und überlegte wie sie ihre Tochter zur Einnahme weiterer Medikamente animieren konnte. So entstand die Idee einer Fantasiefigur, der Kräuterhexe «Chrisanthemia». Chrisanthemia konnte nicht nur wertvolle Tröpfchen herstellen, sondern verfügte auch sonst über ganz besondere Fähigkeiten und geheimnisvolle Kräfte. Sie lebte im Wald, konnte mit Tieren reden und hatte eine besondere Beziehung zu kranken Kindern, deren Ängste und Nöte sie sehen konnte. Die Hexe hatte auch eine Verbindung zu verstorbenen Menschen und Tieren.

So wurde die Kräuterhexe in Marinas Leben eingeführt und ein erster Besuch angekündigt. Die Kräuterhexe würde Marina einen Kraftstein und spezielle Tröpfchen für den Appetit und gegen die Tränen bringen. Marina war sehr aufgeregt und redete so viel wie schon lange nicht mehr. Nachdem es an der Türe geklingelt hatte, lag da ein Brief in einem grünen Samtsäckchen voll mit Efeu und Tannennadeln. Marinas Vater las den Brief vor. Den so übermittelten Kraftstein hielt Marina den ganzen Abend fest in ihrer Hand und aß auch so viel wie schon lange nicht mehr. Dreizehn Tröpfchen nahm Marina von diesem Tag an täglich ein, fest überzeugt von deren Wirkung. Zusätzlich brachte die Kräuterhexe Salbei-Sprays, exklusiv für Marina zusammengebraut, die gegen die Aphten im Mund halfen. Die Kräuterhexe wusste über alles Bescheid und schrieb Marina immer wieder tröstende Briefe, brachte Kraftsteine und feinduftende Cremes.

Natürlich wollte Marina mehr über die Kräuterhexe wissen; ob sie Kinder habe, wie alt sie sei? Manchmal kamen auch Zweifel auf, ob es die Kräuterhexe wirklich gebe und es wurden von Marina und ihrem Bruder Till verschiedene Experimente gestartet, um ihre Existenz zu überprüfen. Eine Bekannte der Mutter übernahm diese fiktive Rolle, eine schöne Frau mit langem Haar, die im Wald verdeckt von Bäumen fotografiert wurde und zum Beweis ihrer Existenz in Marinas Freundschaftsbuch schrieb. Marina suchte im Wald nach dem Haus, in dem Chrisanthemia lebte. Sie fand kleine Samtsäckchen im Laub, darin liebevoll geschriebene Briefe und Zeichnungen. Marina vertraute ihr voll und ganz, schrieb ihr zurück und schüttete ihr ihr Herz aus und wusste, dass die Kräuterhexe immer für sie da war und sie nie im Stich ließ.

Marinas Eltern bauten diese Geschichte mit zunehmender Freude immer weiter aus und ließen die Kräuterhexe zu einer guten

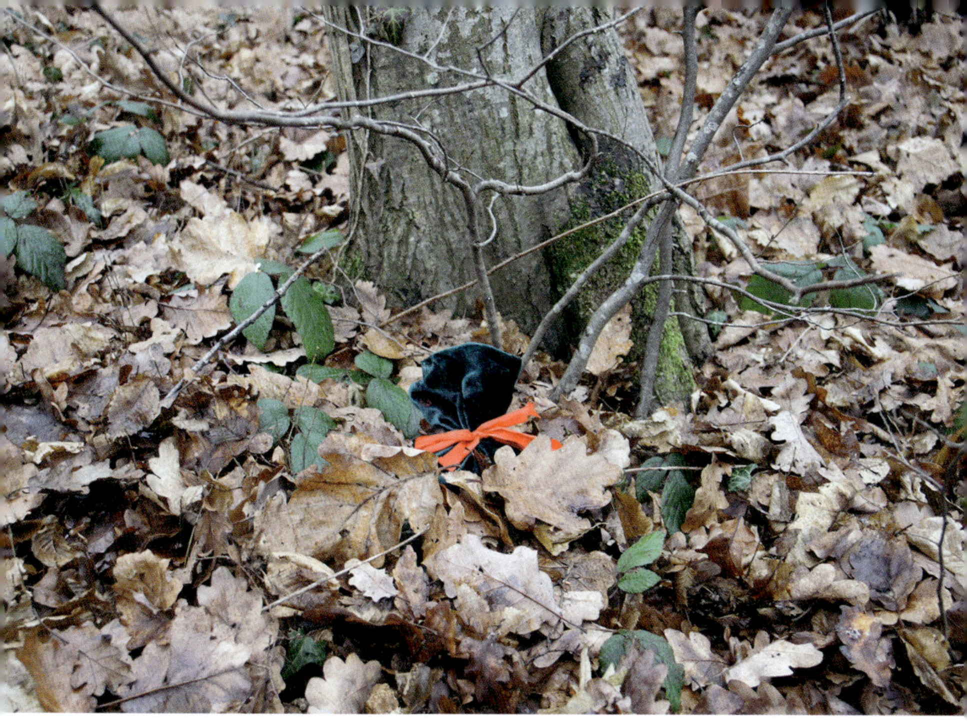

Freundin für die ganze Familie werden. Chrisanthemia führte schließlich auch die Eltern durch schwere Stunden und machte den Alltag leichter und fröhlicher.

Als der Tumor während der Erhaltungstherapie wiederkam, beschlossen Marinas Eltern, den Weg weiterhin mit der Kräuterhexe zu gehen. Chrisanthemia schrieb Marina einen Brief, in dem stand, dass sie wisse, dass es ihr nicht gut gehe, weil die bösen Zellen zurückgekommen seien. Marina könne aber immer mit Mami und Papi darüber reden. Und so kamen die Fragen der Sechsjährigen, die von ihren Eltern ehrlich beantwortet wurden. Nur über den Tod wollte Marina nicht reden; das war nicht real für sie. Marina hoffte immer noch, dass sie wieder gesund werde. Da die Chance für eine Heilung klein war, wurde eine leichte Chemotherapie begonnen, die zumindest das Wachstum des Tumors bremsen sollte, ohne Marinas Lebensqualität zu beeinträchtigen. Doch es half nichts, der Tumor wuchs, und Marina bemerkte wie ihr Bauch größer und größer wurde, was ihr Angst machte.

Die Kräuterhexe ließ Marina nicht allein. Sie brachte ihr eine kleine Babyzaubertanne, die Marina selbst einpflanzte, um ihr in der Folge all ihre Sorgen und Ängste anzuvertrauen. Marina sehnte sich sehr nach der Kräuterhexe, fragte immer wieder, wann sie sie denn sehen könne.

Ihr und ihrer Familie blieb nicht viel Zeit; der Tumor wuchs schnell. Trotzdem werden die Eltern später sagen, es seien schöne und intensive Monate gewesen. Die Schmerzen konnten mit Morphin gelindert werden. Jeden Morgen stand Marina auf und freute sich auf den Kindergarten und mobilisierte Kräfte, die die Eltern nicht für möglich gehalten hätten. Marina wollte noch ganz viele schöne und für sie wichtige Dinge erledigen, wie zum Beispiel mit ihrer Freundin einen Hühnerstall zu bauen.

Kraft schöpfte sie weiterhin durch die Briefe der Kräuterhexe, die ihr unaufhörlich Mut machte, ihr Geschichten erzählte und für sie da war.

An Marinas letzten Tag besuchte sie morgens den Kindergarten, bemalte sogar einen Besen für den Muttertag und besuchte ihre Großeltern. Am Abend saß sie erschöpft und weinend bei ihrer Mutter, die ihr liebevoll versicherte, sie müsse nicht mehr kämpfen, sie dürfe «gehen». Marina schien beruhigt, fragte aber: «Mami, ich weiß aber nicht, wie ich in den Himmel komme.» Ihre Mutter versicherte, dass ihre Kräuterhexe ihr den Weg zeigen würde. Marina lächelte und sagte: «Dann bin ich morgen im Himmel.»

Regula Meier schrieb diese Geschichte (mit ihrer Genehmigung durfte ich sie hier anführen) auf, in dem tiefen Bedürfnis, anderen Eltern Mut zu machen, ihrem schwerkranken Kind noch etwas mehr zur Seite zu stellen, als es die Medizin allein zu tun vermag. Eine Figur, eine Verbündete, die das Kind interessiert und begeistert. Für ihren fünfjährigen Sohn hätte sie vielleicht einen Kobold gewählt und für die Zweijährige eine Fee. Wichtig schienen Frau Meier in diesem Zusammenhang Rituale und positiv Motivierendes. Sie betonte, dass eine solche Figur keineswegs dazu benutzt werden dürfe, auf das Kind Druck auszuüben. Für Marina war die Kräuterhexe eine große Hilfe – bis ganz zum Schluss. Frau Meier schreibt:

«Ich bin so unendlich dankbar, Marina Mut gemacht zu haben, damit sie sich auf den Weg machen kann. Sie ertrug ihre Krankheit voller Würde und hat dank ihrer Fantasie jede Minute auf ihre kindliche Weise genossen. Ich bin auch auf uns sehr stolz, darauf, dass wir uns für diesen Weg entschieden haben und unser Kind so begleiten konnten, dass es keine Angst haben musste.
Wir werden Marina vermissen und niemals vergessen. Für Till und Lilly ist Marina bei Chrisanthemia – und es geht ihr gut.»

Kapitel 6: Die Rolle der Familie für das Kind und die Belastungen der Familie

Für Kinder und erst recht für kranke Kinder ist die Familie der wichtigste Bezugsrahmen. Die Eltern, auch Großeltern und Geschwister sind wichtige Vorbilder über die sie ihre Lernerfahrungen machen und Kompetenzen entwickeln können, um mit der Krankheit, mit Einschränkungen und daraus entstehenden Konflikten fertig zu werden. Zugleich sind die meisten Belastungen des Kindes aber auch Belastungen für die Familie. Die Rolle der Familie soll deshalb in diesem Kapitel unter verschiedenen Aspekten Berücksichtigung finden.

Die Familie ist das Lernfeld des Kindes, sie unterstützt das Kind und zugleich ist sie selbst zutiefst betroffen (42). Sie ist für alle mit der Krankheit des Kindes verbundenen Probleme und Folgen zuständig. Es kommt zu vielfältigen Belastungen, die alle Lebensbereiche der Eltern und der Familie betreffen.

6.1 Alltagsbewältigung

Das Familienleben verändert sich und erfordert weitreichendes organisatorisches Geschick, um den völlig neuen Ansprüchen durch die Krankheit und dessen Behandlung zu genügen. Freiräume und Freizeit erfahren häufig massive Einbußen, allein aufgrund der hohen zeitlichen Belastung durch die Behandlung und Pflege des Kindes sowie aller organisatorischer Aufgaben, die damit verbunden sind. Die Erziehung des kranken Kindes und der gesunden Geschwister verlangt den Eltern Großes ab: wie gelingt es, der

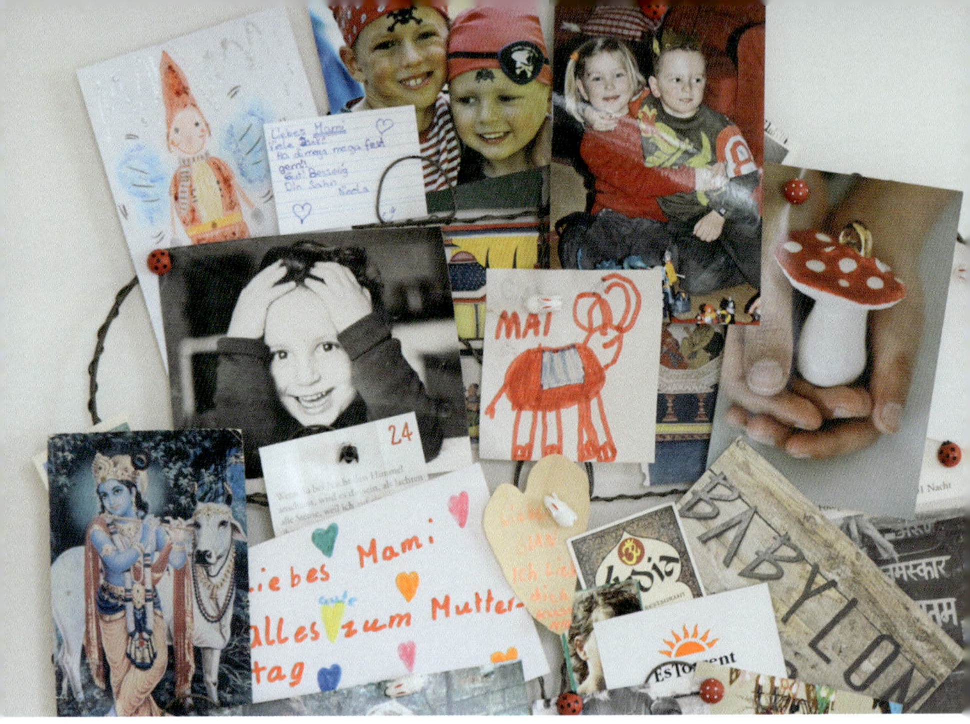

Krankheit und dem damit verbundenen Leid angemessen Rechnung zu tragen, auf die besonderen Bedürfnisse einzugehen und das kranke wie die gesunden Kinder zu unterstützen, ohne ungerecht oder übermäßig verwöhnend zu sein, sondern verantwortungsbewusst und liebevoll unterstützend zu bleiben? Wie gelingt es, die Krankheit nicht zum einzig bestimmenden Thema werden zu lassen, sondern sich, der Familie wie auch dem kranken Kind «Pausen» zu gönnen?

Die Begleitung vieler Familien erlaubt mir immer wieder Einblicke in die Fantasie und Überlebenskunst zu erlangen, wie es Familien fertig bringen, sich im anhaltenden Ausnahmezustand kleine Inseln der Erholung zu erobern. Dazu gehören kleine «Trotzdem»-Partys, ein Kinoabend – vielleicht nur im Wohnzimmer, aber sicher mit Popcorn –, das Zelebrieren von Sportereignissen am Fernseher mit fantasievoller Raumgestaltung und gebastelten Eintrittskarten statt in der Arena, kleine Ausflüge und Belohnungen. Auch die Pflege des Kindes, die unangenehme Elemente enthält, kann von Ritualen oder kleinen Überraschungen begleitet, für alle Beteiligten erträglicher sein. Wenn das Zusammensein zu einer zu großen Belastung und drohenden oder manifesten Erschöpfung geworden ist, gelingen solche Ereignisse nicht. Dann muss eher an eine Auszeit gedacht werden, sei es für das Elternpaar, oder einen Elternteil mit einem der gesunden Kinder, oder der ganzen Familie ohne das kranke Kind. In solchen Situationen kann auch ein kurzer stationärer Aufenthalt oder vorübergehend intensivierte Entlastung zu Hause durch einen ambulanten Kinderkrankenpflegedienst und eine Haushaltsentlastung, sinnvoll sein.

Da es in Zeiten besonderer Belastung häufig schwierig ist, solche auch rechtzeitig zu erkennen, um rasch Konsequenzen ziehen zu können, ist es sinnvoll bereits im Vorfeld, oder spätestens nach einer ersten Überlastungssituation zu überlegen, was in solchen Situationen alles möglich ist. Es können dazu Zeichen definiert werden, die auf eine Überlastung hinweisen, und den gesunden Familienmitgliedern, wie dem kranken Kind die Erlaubnis geben, sich zu melden. Je nach Temperament der Kinder kann dies auch mit einem non-verbalen Zeichen wie einem gelben oder roten Fähnchen geschehen. Auch regelmäßig abgehaltene «Familien-Konferenzen» können hier einen wichtigen Beitrag leisten. Ebenso können Außenstehende diesbezüglich eine wertvolle Aufgabe übernehmen. Gelingen solche Abmachungen innerhalb der Familie, sind dies auch Zeichen der Wertschätzung gegenüber den Kindern, aber auch dem Partner oder engen Freunden gegenüber. Für die Gesundheit der Familie ist so etwas überaus wichtig. Kinder werden so ihrem Alter und ihrer Entwicklung angemessen ernst genommen und in das Familienleben aktiv eingebunden. Eine solche Haltung wirkt sich auch positiv auf die Entwicklung ihres Selbstwertgefühls, des Gefühls der Selbstwirksamkeit und der Widerstandsfähigkeit aus (43).

6.2 Leben zwischen Hoffnung und Hoffnungslosigkeit

In der Betreuung von Familien schwerkranker Kinder kommt immer die Frage auf, ob es «Hoffnung» gibt. Diese Frage stellen Eltern, Geschwister, die kranken Kinder und vor allem Jugendliche selbst. Häufig stehen Hoffnungen in einem Wechselspiel, im Kampf mit Gefühlen der Hoffnungslosigkeit, dem Gefühl, den Glauben zu verlieren, der in der Familientradition vielleicht tief verankert war. Vielleicht geschieht ein Wunder und doch glaubt man nicht mehr daran. Dieser Widerstreit der Gefühle ist kräftezehrend und kann zusätzlich zur Quelle von Schuldgefühlen werden.

In den vergangenen Jahren haben sich Palliativmediziner mit dieser Frage vertieft auseinandergesetzt und ich möchte einige Überlegungen dazu kurz skizzieren, weil ich denke, dass sie helfen, das «Gefühlschaos» zu verstehen. Eine zentrale Person dieser Diskussion ist aus meiner Sicht Harvey Chochinow aus Winnipeg in Kanada. Er hat die sogenannte «Dignity Therapy» (Würdetherapie) entwickelt und bei todkranken erwachsenen Menschen erfolgreich eingesetzt. Die Idee dieser Therapie entstand aus Beobachtungen und Gesprächen mit Patienten am Lebensende. Patienten thematisierten ihre Gefühle eines Verlustes von Selbstachtung und Würde. Damit verbunden schienen Todeswünsche, Hoffnungslosigkeit und depressive Gefühle gehäuft aufzutreten. In der Dignity Therapy werden prinzipielle Lebensfragen erörtert; beispielsweise «Was war in meinem Leben wichtig?» oder «Was sollen Angehörige von mir wissen und was sollen sie in meinem Sinn weiterverfolgen?». In angepasster Form könnten solche Gespräche auch mit Schulkindern und Jugendlichen stattfinden und damit ihren Gefühlen des Ausgeliefertseins und der Hoffnungslosigkeit begegnet werden.

Was bedeutet Hoffnung in einer so schwierigen Lebenssituation? Hoffnung wird zum Teil als Optimismus oder als Inbegriff des Glaubens missverstanden. Hoffnung ist in jedem Fall auf die Zukunft gerichtet. In einem Artikel aus England, beschreibt die damalige 86-jährige Thaïs Helène Downman, Präsidentin der Royal

Society of Medicine, Aspekte zur Hoffnung in Palliative Care. Sie definiert «realistische» und «unrealistische» Hoffnung (44):

> «Realistische Hoffnung ist ein aktiver analytischer Prozess. Er beinhaltet eine Beurteilung der Zukunft, Beharrlichkeit, Erwartung und Einschätzung aller Möglichkeiten und deren Konsequenzen, die die Erfüllung einer Hoffnung unterstützen und mit welcher Wahrscheinlichkeit sie dies tun. Sie ist ein wichtiger Bestandteil des Lebens und eines erfüllten Lebens. [...] Hoffnung heißt auch, vorwärts zu schauen.
> Unrealistische Hoffnung ist ein passiver Wunsch, der Enttäuschung verursachen kann. Selbst mit Beharrlichkeit und Wille, führt die Verkennung der Tatsachen zu Frustration, Enttäuschung und möglicherweise Ärger.»

Weiter beschreibt sie, welche Rolle die Hoffnung für Menschen am Lebensende haben kann und dies deckt sich mit eigenen Erfahrungen, die ich auch mit noch jungen Kindern gemacht habe. Diese nennen es nicht Hoffnung, aber sie strahlen es aus, zeigen es in ihren Äußerungen, die in denen, die zurückbleiben, durchaus ein Gefühl von Hoffnung schaffen können. So haben Gian (7 Jahre) und Martin (5 Jahre) (Kapitel 4) zwei sehr schöne, berührende und hoffnungsvolle Bilder zurückgelassen. Als es bei Gian im November, knapp sechs Wochen vor seinem Tod, zum Fortschreiten der Erkrankung kam, weckte er eines Nachts seine Mutter. Der erste Schnee fiel in großen Flocken, zum ersten Mal in jenem Jahr. Gian musste seiner Mutter die Schönheit dieser Flocken, dieses Schnees zeigen. Als sie mir davon erzählte, dachte ich an den Film «Jenseits der Stille» von Caroline Link (1996). In einer Filmszene zeigt und beschreibt Lara ihrem gehörlosen Vater wie der Schnee klingt.

Martin drängt es am Nachmittag, wenige Stunden bevor er während des Nachtessens seiner Eltern stirbt, auf die Terrasse. Dort sagt er zu der ambulanten Kinderkrankenpflegerin: «Es wäre doch schön, wenn man nochmals draußen zu Nacht essen und eine Wurst grillen könnte.» Helène Downman nennt das eine innere Kraft, die zur Bereicherung und dem Gefühl des Erfülltseins führen kann. Sie selbst litt zum Zeitpunkt ihrer Publikation unter einer weit fortgeschrittenen Krebserkrankung.

6.3 Krankenhausaufenthalte

Viele Familien werden durch wiederholte und häufig nicht geplante Krankenhausaufenthalte mit dem kranken Kind belastet. Damit kann das im häuslichen Alltag gerade noch aufrechterhaltene Gleichgewicht aus dem Lot geraten. Zu den ohnehin nicht planbaren Alltagsereignissen gesellen sich weitere, die das kranke Kind und die Familie treffen. So können Gefühle des Ausgeliefertseins oder übermäßiger Abhängigkeit überhand nehmen. Krankenhausaufenthalte können mit Entscheidungsprozessen in Verbindung stehen, die Eltern auch hinsichtlich ihrer verschiedenen Rollen als äußerst schwierig erleben. Sie sind in ihrer Rolle als Stellvertreter ihres Kindes gefragt, für das sie Entscheidungen treffen müssen. Um für das Kind verantwortungsvoll entscheiden zu können, weil es selbst zu jung ist, ist eine innere Distanz von der natürlicherweise erlebten Selbstbetroffenheit und der Angst, das geliebte Kind zu verlieren, notwendig. Zusätzlich ist vielleicht sogar eine Distanz zu der Rolle, der Beschützer für das Kind zu sein, nötig. Diese Drei-

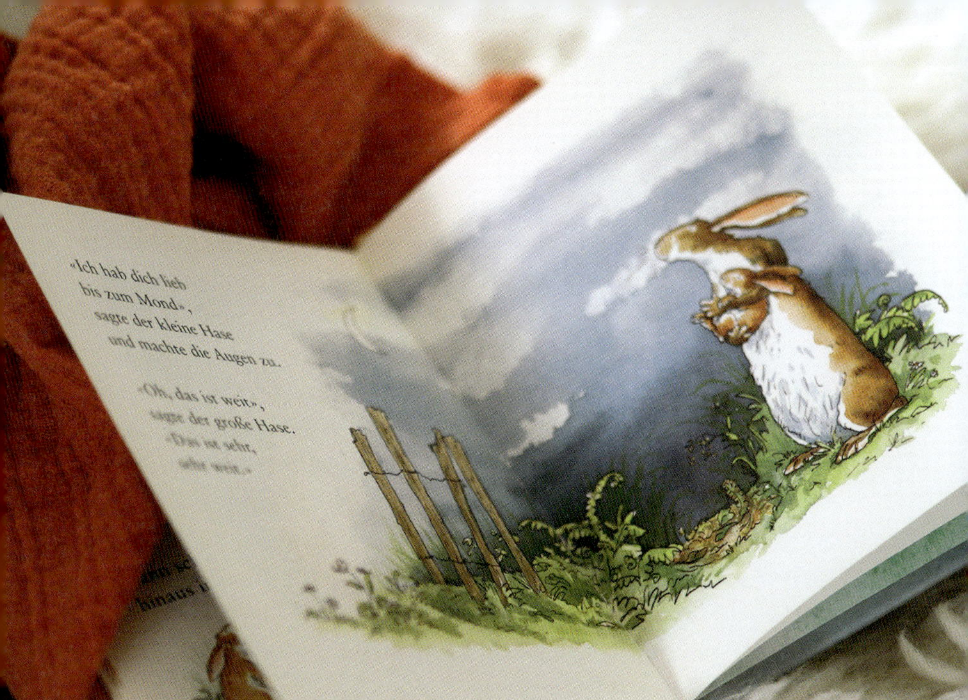

heit der elterlichen Rollen ist höchst anspruchsvoll und kann leicht zu einer Überforderung führen.

In einem ersten Schritt müssen Eltern lernen, ihre Extrembelastung und damit auch ihre Grenzen als solche anzuerkennen. Das ist eine Voraussetzung dafür, Hilfe zu suchen und diese dann auch annehmen zu können. Daneben ist es wichtig sich einzugestehen, dass Fehlentscheidungen passieren können. Wenn dafür eine Offenheit und grundsätzliche Akzeptanz besteht, können Fehlentscheidungen eher überdacht und revidiert werden.

6.4 Familien mit einem schwerbehinderten Kind

Pearl S. Buck, die amerikanische Schriftstellerin und Literaturnobelpreisträgerin (1892–1973) beschreibt in ihrer Autobiographie «The Child Who Never Grew» (45) ihre eigene leidvolle Auseinandersetzung mit der schweren Behinderung ihrer Tochter Carol. Carol litt unter Phenylketonurie, eine damals noch nicht bekannte Stoffwechselkrankheit. Die Behinderung ihres Kindes führte zunächst zu einer großen Vereinsamung und Krise; um sich dann langsam in Akzeptanz dieses unendlich traurigen und schweren Schicksals zu verwandeln. Im Zentrum stand immer wieder die Frage «Warum ich?» und dies zu einer Zeit, in der behinderte Kinder eher versteckt und verschwiegen wurden. In der Welt von damals, schien es noch keine Konzepte der Integration behinderter Menschen zu geben. Ähnlich wie betroffene Familien heute, unterschieden sich zweierlei Menschen in der Welt: solche, die unausweichlichen Kummer kennengelernt hatten, und solche, denen dies erspart geblieben war. In ihrem Buch beschreibt sie ihren inneren Kampf, ihr Schicksal anzunehmen, «damit zu leben» und ihr Leben an dieses Schicksal anzupassen. Ganz anders als es ihr ursprünglicher Lebensentwurf war:

> «People were kind enough, but no help came from anyone. […] It was in those days that I learned to distinguish between the two kinds of people in the world those who have known inescapable sorrow and those who have not. For there are basically two kinds of sorrows: those which can be assuaged and those which cannot be. […] The sorrows which can be assuaged are those which life can cover and heal. Those which cannot be assuaged are those which change life itself and in a way themselves make life. (45) »
> «Die Menschen waren freundlich, aber Hilfe kam von niemandem. Damals lernte ich, zweierlei Menschen in der Welt zu unterscheiden; solche, die unausweichlichen Kummer erfahren haben und solche, die dies nicht haben. Es gibt zwei Arten des Kummers: eine, die beschwichtigt und eine, die nicht beschwichtigt werden kann. Kummer, der beschwichtigt werden kann, kann das Leben bewältigen und heilen. Kummer, der nicht beschwichtigt werden kann, wird das Leben ändern und zu einem eigenen Leben werden.»

Über das Ausmaß der heute tatsächlich bestehenden Akzeptanz und stattfindenden Integration von Menschen mit Behinderung, auch weniger schwer Betroffener, lässt sich streiten. Das zeigt ein aktueller Artikel der Wochenzeitung «Die Zeit» über die 21-jährige Julia Häusermann (46), einer auf internationalen Theaterbühnen gefeierten Schauspielerin mit Down Syndrom. Da ich Julia noch von ihrer als Kind durchgemachten Leukämieerkrankung kenne, sind die Sätze aus meiner Perspektive besonders bedrückend. Nach wie vor müssen sich Eltern rechtfertigen, einem Kind den Weg in die Welt zu erlauben, das bereits mit einem «Rucksack» auf die Welt kommt. «Esther und Ruedi Häusermann hatten die Diagnose während der Schwangerschaft bekommen. Sie mussten den Arzt (nicht den Geburtshelfer, aber den Genetiker) überzeugen, dass sie das Kind behalten wollten. Er bot ihnen noch eine Nacht an, um sich anders zu entscheiden. [...]»

Julia Häusermanns Ausdruckskraft auf der Bühne täuscht nicht über ihre Behinderung hinweg. Im Zug begegnet sie täglich den Reaktionen der «anderen», der nicht-behinderten Menschen: «Die Leute gucken eine halbe Sekunde nur. Wie sie in dieser halben Sekunde den gedrungenen Körper erfassen. Das runde Gesicht. Die schrägen Augen. Die dicken Lippen. Wie sie eine weitere halbe Sekunde lang in einer Schreckstarre des Verstehens verharren und dann auf die Displays ihrer Handys schauen, in ihre Bücher, aus dem Fenster.»

Ganz ähnlich klingt dies im Buch von Ursula Eichenberger «Tag für Tag» bei Geneviève (Kapitel 4):

> «Susanne und Geneviève waren einmal im Tram unterwegs. Da saß eine Mutter mit ihrer Tochter. Die Tochter fragte, und zwar laut, warum Geneviève nicht laufen könne. Die Mutter machte «psst», und im Tram wurde es totenstill. Susanne sprach mit dem Kind und antwortete auf seine Fragen. Alle im Tram hörten zu, den Blick aber in eine andere Richtung gewandt oder den Kopf in die Zeitung vergraben.» (47)

Behinderung führt zur Isolation, nicht nur des behinderten Menschen selbst, sondern häufig der gesamten Familie. Ähnlich wie Pearl S. Buck beschreiben Familien heute ihre durch ein behindertes Kind völlig veränderte Welt, in der es wie bei allen schweren Schicksalsschlägen ein «Vorher» und ein «Nachher» gibt. Geneviève Haris Vater äußert sich folgendermaßen dazu: «Ich sage immer wieder: Die Haris von 2004 sind nicht mehr die Haris von 1998. Seit sechs Jahren steht bei uns kein Stein mehr auf dem anderen. Manchmal habe ich Angst, dass unsere Familie daran zerbricht.» (47).

Nicht nur vor 100 oder vor 20 Jahren wurde die Frage oder fast die Aufforderung an Eltern gerichtet, das Kind doch abzutreiben, wenn die immer genauer werdenden Ergebnisse einer vorgeburtlichen Untersuchung auf eine schwere Behinderung hinwiesen. Auch heute ist das noch so. Das mag wohlwollend gemeint sein, entspricht aber nicht unbedingt der Sichtweise von Eltern oder Familien. Ein Bericht aus der Frankfurter Allgemeinen Zeitung über die Erfahrungen einer Mutter schildert dies eindrücklich (48). Dieser werdenden Mutter wird – wie allen «älteren» Schwangeren – eine Fruchtwasseruntersuchung empfohlen, – zur «Absicherung». Doch aus der erhofften «Absicherung» wird eine tiefgehende Verunsicherung. Der Befund heisst: «Trisomie 18», eine meist in den ersten Lebenstagen oder Lebenswochen zum Tod führende schwere Chromosomen-Fehlbildung. Der Arzt rät zur Abtreibung: «Wenn Sie abtreiben, haben Sie einen klaren Schnitt.» Der in solchen Situationen «übliche» Weg ist für diese Mutter unvorstellbar. Das Paar quält sich mit der Entscheidung, holt weitere Informationen, auch über die Möglichkeit einer «palliativen» Entbindung ein. In der Mutter wächst in der schwierigen Auseinandersetzung die innere Überzeugung, dass sie ihr Kind zur Welt bringen will. «Wenn ich es auf die Welt bringe, könnte ich es beerdigen.» Der Gedanke, das Kind im Arm zu halten, wenn es stirbt, wird für die Eltern zu einem tröstlichen Gedanken. Sie bereiten ihre drei Kinder (sechs-, acht- und zwölfjährig) vor, erklären ihnen, dass ihr Geschwisterchen schwerkrank ist und nicht lange nach der Geburt leben werde. Es kommt zur Geburt und es folgen Stunden, in denen sie alle das kleine Mädchen kennenlernen, um sich zugleich auch von ihm zu verabschieden. Für diese Familie schien dies die richtige Entscheidung zu sein.

Diese verschiedenen Blickwinkel machen deutlich, dass trotz der zunehmenden Offenheit gegenüber Tabuthemen wie Krankheit, Behinderung, Tod und Trauer, der menschliche Umgang damit für viele, auch Fachpersonen, in höchstem Maß schwierig ist und zu einem leider häufig offensichtlichen Vermeidungsverhalten führt.

Kapitel 7: Geschwister von schwerkranken Kindern

Die Situation von Geschwistern chronisch kranker, behinderter oder sterbender Kinder wird häufig sowohl von Eltern als auch vom sozialen Umfeld und den Fachpersonen zu wenig beachtet. Die Tatsache, Geschwisterkind eines schwerkranken Kindes zu sein, bedeutet für das gesunde Kind einerseits, sich mit Krankheit und dem drohenden Verlust auseinandersetzen zu müssen und andererseits unter erschwerten Bedingungen, quasi fehlenden Eltern, die die eigene Rolle finden und behaupten zu müssen (49). Anja Wiese vom Verein Verwaiste Eltern und Geschwister Hamburg e. V. bezeichnet Geschwister deshalb auch als «doppelte Verlierer» (50). Neben Alter und Entwicklung werden die Reaktionen der Geschwister durch die Ereignisse selbst geprägt, ob die Schwester oder der Bruder plötzlich schwer erkrankt oder verunfallt ist, ob das Geschwisterkind zu früh mit komplexen Problemen oder einer Behinderung auf die Welt kommt. Die Reaktionen werden aber auch durch das Verhalten und die Erwartungen der Erwachsenen an das gesunde Geschwisterkind beeinflusst. Die genuine Fähigkeit von Kindern, mit einer schwierigen und belastenden Situation umgehen und sich ihr anpassen zu können, wird von Erwachsenen häufig unterschätzt. Kinder sind dabei zumindest am Anfang meistens in der Lage, für ihre Rechte einzustehen und die für sie notwendige Aufmerksamkeit einzufordern.

Eltern, die mit einer neuen Diagnose oder einer lange bestehenden, sich verschlechternden Krankheit eines Kindes konfrontiert sind, richten ihre ganze Aufmerksamkeit auf das kranke Kind und die gesunden Geschwisterkinder rücken in den Hintergrund. In dieser Belastungssituation ist es für Eltern oft schwierig, die Bedürfnisse der gesunden Kinder nach Informationen über das Ereignis oder die Diagnose zu erkennen und darauf einzugehen oder mit gesunden Ausbrüchen von Eifersucht, Wut und Ärger umzugehen und Verständnis dafür zu zeigen. Statt den Bedürfnissen und negativen Gefühlen Raum zu geben, appellieren sie an die Vernunft und Rücksichtnahme, womit das Risiko entsteht, zu überfordern und einen Boden für Schuldgefühle zu schaffen.

Für die Verarbeitung der Krankheit oder Behinderung des Geschwisters ist neben dem Alter des Kindes und bereits erworbener Selbständigkeit das Netz naher Bezugspersonen von Bedeutung. Die Bezugspersonen können, vor allem bei einem akuten Ereignis, eine wichtige Rolle spielen, Informationen kindgerecht zu vermitteln und dem gesunden Kind helfen, seine Beziehung zum kranken Geschwisterkind neu zu definieren. Eine Beziehung, die Nähe, aber auch Abgrenzung erlaubt. Dies sind wichtige Voraussetzungen für die Auseinandersetzung mit der veränderten Familien-

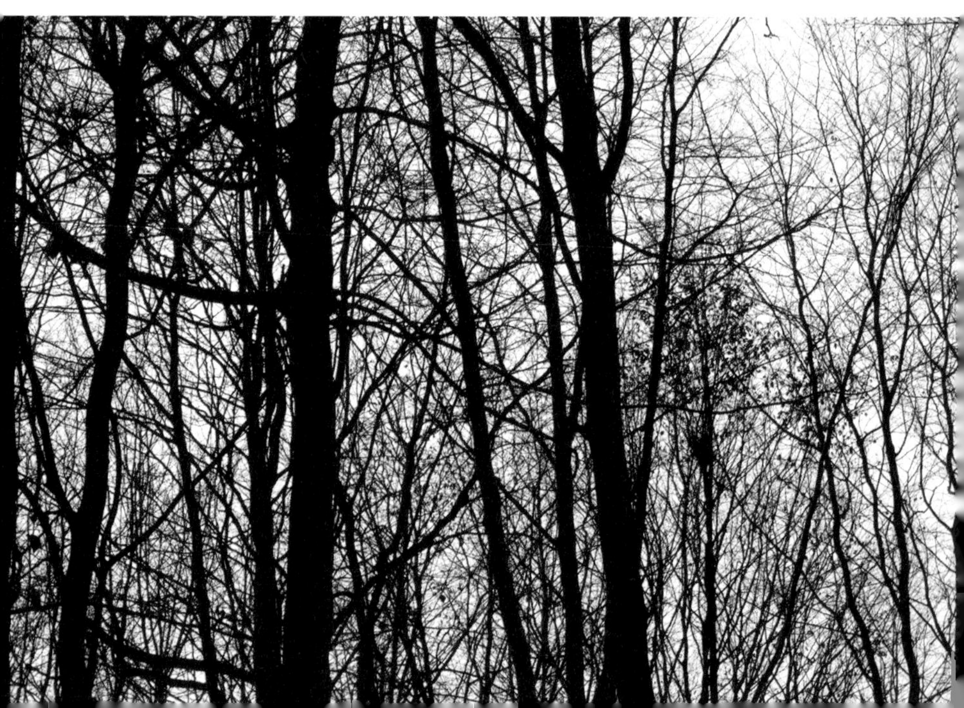

situation. Kleinere Kinder können das Ausmaß einer Erkrankung oder Behinderung noch nicht erfassen. Sie gehen grundsätzlich davon aus, dass das Geschwisterkind das Gleiche kann wie sie selbst und verstehen deshalb auch die Erwartungen nicht, die an sie gestellt werden. Wenn sie zu einem späteren Zeitpunkt zu verstehen beginnen, dass diese Unterschiede bleiben, kann Angst eine der Reaktionen sein. Angst, zum Beispiel davor, selbst «angesteckt» zu werden und selbst auch krank zu werden.

Ältere Kinder und Jugendliche können mit einer Überanpassung, Rückzug oder aggressiver Auflehnung reagieren. Eine Überanpassung bei den gesunden Kindern kann auf Kosten der eigenen Entfaltung entstehen. Sie trauen sich nicht, über ihre Probleme mit dem kranken Kind zu sprechen, zum einen um die Eltern zu schonen, zum anderen aber auch, weil sie sich selbst Vorwürfe machen. Diesen Reaktionen und Schuldgefühlen können unbewusste Fantasien, Hassgefühle und Todeswünsche dem kranken Geschwisterkind gegenüber zugrunde liegen.

Viele Geschwister klagen nicht darüber, zu wenig von ihren Eltern zu bekommen und doch fühlen sie sich oft sehr allein. Allein mit ihrem Leben, allein mit ihrer Sorge um die kranke Schwester oder den kranken Bruder und allein mit ihren Fragen. Lorena, Alessandros Schwester, beschreibt diese Situation der «Schattenkinder» sehr treffend in ihrer Abschlussarbeit für das Gymnasium (51). Sie verfolgt mit der Arbeit das Ziel, eine Institution für Schattenkinder zu gründen.

> «Die Gesellschaft ist sich gar nicht bewusst, dass es auch für die Geschwister eine emotionale Gradwanderung werden kann. Egal, welches schlimme Schicksal einen Bruder oder eine Schwester trifft, es ist für alle schwierig mit einer total neuen Situation umzugehen. Es wäre ein Fortschritt, wenn man den Seelenschmerz der Schattenkinder erkennen und thematisieren würde.»

Für sie, damals 13 Jahre alt, sei es am schlimmsten gewesen, allein gelassen worden zu sein – in jeder Hinsicht, tatsächlich, emotional, sozial, schulisch und auch was Informationen über die Krankheit ihres Bruders anbelangte. Sie skizziert ihr Schattenkind-Dasein so:

> «Plötzlich klagt der kleine Bruder, welcher oft bis fast immer nervt, über Beinschmerzen. Weil diese Schmerzen trotz Arztbesuch anhalten, ergreift eine leichte Nervosität die Eltern. Vereinzelte Wölkchen zieren den Himmel.
> Die Diagnose lautet: Akute lymphatische Leukämie.
> Die Sonne wird durch eine riesige, schwarze Wolke vollständig verdeckt.
> Der Bruder verschwindet hinter den Mauern eines Spitals und nimmt die Eltern gleich mit. Immer genau da, wo das Kind steht, ist Schatten. Zwei, drei Schritte von ihm weg herrscht weiterhin Sonnenschein. Alle freuen sich über die warmen Sonnenstrahlen – mein Schattenkind ist geboren.
> […]
> Der kleine Bruder kämpft um sein Leben, die Eltern unterstützen ihn 24 Stunden lang. Mein Schattenkind versteht das. Aber die Kälte, die Angst und die Einsamkeit sind mächtig.
> […]
> Das Kind vermisst den Alltag. Das Zusammensein fehlt, niemand ist da, der zuhört und Halt geben kann. […] Es will Gewissheit, dass alles wieder so wird, wie es einmal war. […]
> ‹Wie geht es Deinem Bruder?› diesen Satz muss sich mein Schattenkind jeden Tag anhören. Der Bruder wird mit Geschenken überhäuft. Er ist Thema und Mittelpunkt. Er ist niemals alleine. Mein Schattenkind möchte tauschen. Es wäre lieber anstelle des Bruders im Spital, dann wäre wenigstens die Einsamkeit besiegt.»

Lorena hat es geschafft, ihr Bruder auch. Ihr Bruder ist heute sehr stolz auf sie. Nun möchte Lorena gerne anderen helfen, die in ähnlich schwierigen Situationen sind. Meines Wissens nach ist sie nicht viel weiter gekommen, als «das ist eine tolle Idee», mehr ist nicht passiert. Das tut mir leid, gehörte doch auch ich zu denen, die dasselbe sagten. Ein «Familiencoach», das war ihre Idee. Jemand, der eine gute soziale Ausbildung hat und Zeit investieren kann, für die, die in den Schatten zu rücken drohen.

7.1 Mit Geschwistern über die Krankheit oder den Unfall sprechen

Das Beispiel von Lorena zeigt deutlich, wie leicht Geschwister auch in ganz gesunden Familien in eine schwere Not geraten können. Ihre Einsamkeit und Isoliertheit wird vor allem in einem Alter, in dem sie bereits selbständig für vieles sind, durch fehlende Informationen verstärkt. Aus Studien ist bekannt, dass Lorena kein Einzelschicksal darstellt, sondern dass dies viele Geschwisterkinder teilen.

Deshalb ist es so wichtig, das Kind und erst recht den Jugendlichen, altersgerecht und möglichst ohne Verzögerung, über die Krankheit oder den Unfall seiner Schwester oder seines Bruders zu informieren. Auch wenn das nicht einfach ist, sollte versucht werden, die Kinder – das kranke Kind wie die gesunden Geschwister – auf einem ähnlichen Informationsstand zu halten. Altersunterschiede, das Informationsbedürfnis oder die Bereitschaft der Kinder, darüber zu sprechen, können jedoch sehr unterschiedlich sein, so dass dafür individuelle Lösungen gesucht werden müssen.

7.2 Tod des Geschwisterkindes

Abhängig von den Umständen rund um den Tod des Geschwisterkindes kann es mit dem Tod entweder zu einer Verstärkung des Gefühls, vernachlässigt zu werden, oder zu einer neuen Innigkeit und Gefühlen der Zusammengehörigkeit innerhalb der Familie kommen. Vor allem bei kleinen Kindern ist es wichtig zu wissen, dass diese häufig die Fantasie haben, den Tod bewirkt zu haben, was zu starken Schuldgefühlen und für Eltern manchmal zu schwer verständlichen Reaktionen führen kann. Kleine Kinder können Ängste entwickeln, selbst zu sterben oder andere geliebte Menschen zu verlieren.

Für Eltern ist es häufig schwierig, sich auf die Bedürfnisse und Nöte der lebenden Geschwister einzustellen. «Leider wird nicht selten das tote Kind in der Familie lebendiger gehalten als das lebende; dieses wird immer wieder mit dem Verstorbenen verglichen.» (49).

Zusätzlich wird der Bedeutung, die der Verlust eines Geschwisters für gesunde Geschwister hat, häufig zu wenig Aufmerksamkeit geschenkt. Auch sie erleben einen schweren Verlust, der sie ihr gesamtes Leben begleiten wird. Sogar dann, wenn der Tod des

Geschwisters der eigenen Geburt vorausgegangen ist. Dieser Tatsache wird in dem niederländischen Buch «Geschwister Tod. Leben mit einem schweren Verlust» von Minke Weggemans im Originaltitel Ausdruck verliehen: «Broederziel alleen» (52). Jeder kennt den Ausdruck «mutterseelenallein»; er hat etymologisch zwar nichts direkt mit der Mutter gemein, sondern leitet sich aus dem Französischen «moi tout seul» (ich ganz allein) ab, aber daraus den Begriff «bruder- oder schwesterseelenallein» zu bilden, gefällt mir. Sie wird der tiefen Beziehung zwischen Geschwistern gerecht. Bei manchen Kindern kann der Verlust der Schwester oder des Bruders auch bedeuten, zum Einzelkind zu werden, was dem Begriff «schwesterseelenallein» noch mehr Gewicht gibt. Diese schwesterseelenalleinen Kinder haben etwas verloren und verlieren häufig auch einen Teil ihrer Eltern, der unwiederbringlich an das verstorbene Geschwister gebunden ist.

> «Zu Hause lag immer dieser unsichtbare Trauerschleier auf allem. So behaglich und geschützt es sonst auch sein konnte […]. Manchmal wurde nicht einmal sein Name ausgesprochen, sondern es blieb bei einer Geste oder einer Kopfbewegung. Oder es entstand eine aufschlussreiche Stille.» (52) (S. 71).

7.3 Trauer von Kindern

Kinder machen heute glücklicherweise nur selten Erfahrungen mit schweren Verlusten und damit verbundener Trauer (53). Im Alter von fünf bis 16 Jahren haben etwa 3,5 % der Kinder den Tod eines Elternteils oder Geschwisters erlebt und 6 % den Tod eines Freundes.

Wenn Vater oder Mutter sterben, bedeuten der Verlust und die daraus entstehende seelische Belastung ein schweres Trauma. Je kleiner das Kind ist, umso bedrohlicher ist dieser Verlust und umso stärker wird er sich auf das spätere Leben auswirken.

Unabhängig von der Schwere und den Konsequenzen des Verlustes, unterscheidet sich von außen gesehen die Trauer von Kindern sehr von Erwachsenen. Vor allem kleine Kinder sind häufig sprunghaft in ihren Gefühlen und können von tiefster Traurigkeit zu großer Fröhlichkeit wechseln. Viele Erwachsene haben dadurch den Eindruck, das Kind trauere nicht, was so aber sicher nicht stimmt. Im Grunde ist diese «Sprunghaftigkeit» nichts anderes, als der auch bei Erwachsenen stattfindende und in der Trauerforschung beschriebene Wechsel zwischen Trauer und der «Rückkehr» in den Alltag, oder der Vermeidung von Aktivitäten, die an die Trauer erinnern. Dieser Wechsel wird in der neueren Trauerforschung als «Duales Modell des Trauerprozesses» bezeichnet (54). Hierauf wird im Laufe dieses und in Kapitel 11 näher eingegangen.

Es gibt auch Kinder, die versuchen ihre Trauer nicht zu zeigen, um die Eltern nicht zusätzlich zu belasten, oder weil ihre Gefühle sie selbst zutiefst verunsichern. Wieder andere zeigen ihre Trauer in Aggressionen und Wutausbrüchen, was von Eltern häufig nicht verstanden oder missverstanden wird, weil es zunächst schwerfällt, Aggressivität als Ausdruck von Trauer und Hilflosigkeit zu erkennen. Manche Geschwisterkinder tun ihre Erleichterung über den Tod des kranken Geschwisterkindes kund und sagen vielleicht ganz unverblümt, dass die Eltern nun endlich wieder mehr Zeit für sie

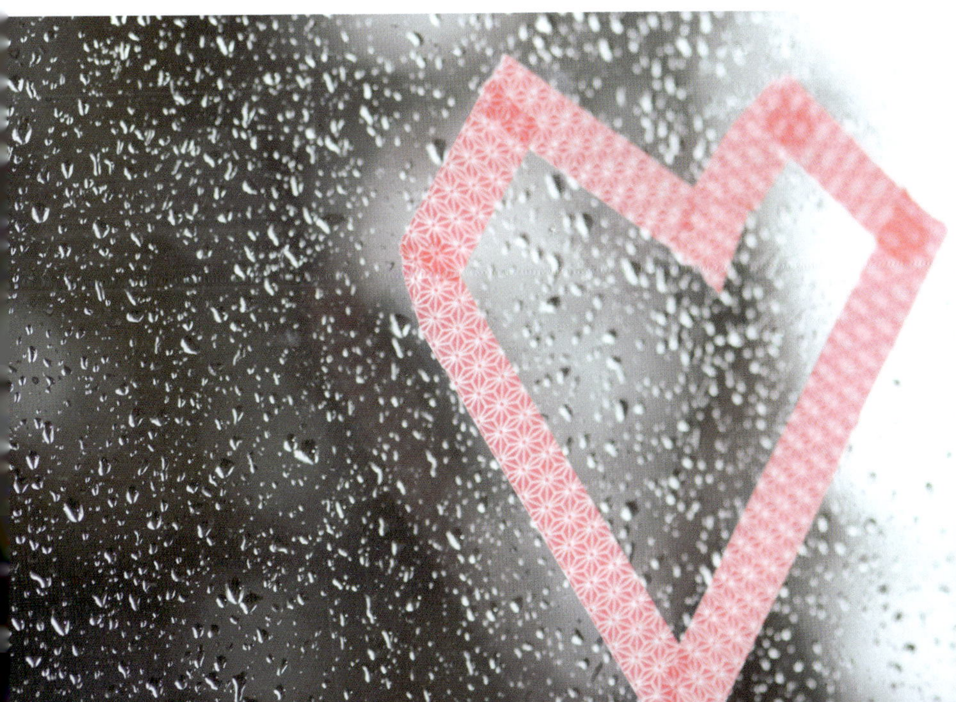

und ihre Bedürfnisse hätten (49). Für Eltern kann dies kränkend sein und als Gefühlskälte empfunden werden, aber auch die eigenen Schuldgefühle den gesunden Kindern gegenüber wachrufen.

7.3.1 Tod des Geschwisters kurz nach der Geburt

Kinder, die vom Tod eines Geschwisters kurz nach dessen Geburt betroffen sind, erfahren eine besondere Belastung. Sie haben auf das Geschwister gewartet, sich Vorstellungen über eine Schwester oder einen Bruder gemacht und wurden in Vorbereitungen einbezogen. Doch das bereitstehende Bettchen bleibt leer. Manche haben das Geschwisterkind gar nicht gesehen und bleiben auch deshalb in ihren Fantasien gefangen. Sie machen sich Sorgen um die folgenden Schwangerschaften der Mutter und erleben später möglicherweise auch die eigene Familiengründung als schwierig und belastet. Einige Familien machen noch immer aus dem Tod eines gerade geborenen Kindes, das für andere kaum sichtbar wurde, ein Familiengeheimnis und manche versuchen mit einer neuen Schwangerschaft die Lücke rasch zu füllen. Für Geschwisterkinder ist das enorm schwierig. Eine Studie aus den USA zeigte in Interviews mit jungen Erwachsenen, die im Alter von drei bis sieben Jahren den Tod eines neugeborenen Geschwisters erlebt, oder bei denen es ein bis drei Jahre bevor sie selbst geboren wurden, zu einem solchen Familienschicksal gekommen war, wie sehr sich dieses Erlebnis auf ihr Leben ausgewirkt hatte (55). Alle erinnerten sich sehr genau an das Ereignis und erlebten ihre oder die Rolle eines weiteren gesunden Geschwisters als sehr belastend. So sagte ein Studienteilnehmer, sein damals erst dreijähriger Bruder habe wahrscheinlich noch mehr gelitten als er, da der Dreijährige als einziger in der Familie das Kind nicht habe sehen oder halten dürfen. Schuldgefühle waren bei allen Studienteilnehmern ein Thema. Auch mehr als 20 Jahre später erinnerten sie sich an ihre damaligen Gedanken: dass sie sich nicht noch einen Bruder gewünscht hätten, oder sie selbst nicht leben würden, wäre das Kind nicht gestorben, da die Eltern nur zwei Kinder hätten haben wollen. Das weitere Leben dieser Studienteilnehmer war gezeichnet, sie nannten zahlreiche emotionale Schwierigkeiten, bei denen insbesondere Ängste im Vordergrund standen.

7.3.2 Was brauchen Kinder?

Die Fähigkeit, zu trauern und Trauer später zu verarbeiten, hängt beim Kind stark davon ab, wie alt es zum Zeitpunkt des Verlustes ist, wen das Kind verliert und wie Eltern oder andere enge Bezugspersonen mit der Situation und der eigenen Trauer umgehen. Je nach Alter braucht das Kind in erster Linie Sicherheit und Geborgenheit, um mit dem Schmerz des vielleicht noch nicht verstehbaren Verlustes, den es möglicherweise nur als eine bedrohliche Änderung seines Alltages erlebt (in den ersten Lebensjahren), zurechtzukommen. Es ist wichtig, das Umfeld des vor allem kleinen Kindes und die Beziehung zu vertrauten Bezugspersonen möglichst stabil zu gestalten. Das ältere Kind ist darauf angewiesen, den Tod in seiner Endgültigkeit zu verstehen, wozu eine wiederholte «Realitätsprüfung» notwendig ist. Dafür benötigt es Informationen über das Sterben und den Tod des Geschwisters oder nahestehenden Menschen, wie einem Elternteil, den Großeltern oder einem Freund. Je näher das Kind an dem Geschehen war, umso besser kann es auf den Tod vorbereitet werden und sich mit diesem völlig neuen, fremden und wahrscheinlich sehr erschreckenden Erlebnis befassen. Falls das nicht möglich war, ist es wichtig, dem Kind möglichst genau von den Ereignissen rund um den Tod der Person oder dem Kind zu erzählen. Was genau ist geschehen, hat die Person oder das Kind Schmerzen gehabt, was wurde unternommen, um ihm zu helfen oder um es zu retten, wer war bei ihm? Es genügt in der Regel nicht, dies einmal zu erzählen, Kinder möchten dies immer wieder hören. Vielleicht auch deshalb, damit das Unvorstellbare eine Wirklichkeit erhält (Realitätsprüfung). Die Häufigkeit des Wieder-Erzählens und Nachdenkens muss der Situation des Kindes angemessen sein und darf nicht zu einer weiteren Überforderung führen. Dem Kind kann auch die «ausdrückliche» Erlaub-

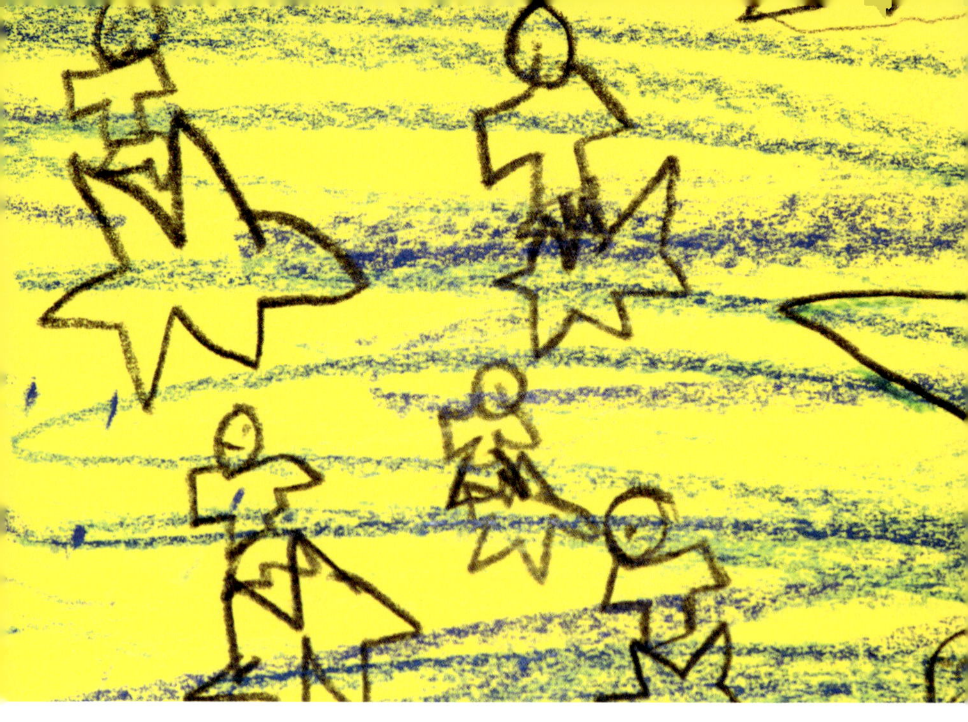

nis erteilt werden, dass es dieses Thema und seine Fragen und Gedanken immer ansprechen darf. Falls sich ein Elternteil damit überfordert fühlt, kann auch eine Person bestimmt werden, die für diesen wichtigen Prozess zur Verfügung steht. Oder man kann dem Kind sagen, dass solche Gespräche vielleicht nicht immer sofort möglich sind, aber eine Zeit dafür bestimmt wird. Weiterhin sollen Kinder ihrem Alter angemessen auch in die Trauer der Eltern und in Trauerrituale einbezogen werden. Das hilft zusätzlich, den Tod zu verstehen und Trauer und Traurigkeit als etwas Normales kennenzulernen. Das Kind lernt darüber, mit der eigenen Trauer und den völlig neuen, verwirrenden Gefühlen umzugehen. Gemeinsame auf das Kind abgestimmte Rituale, in denen an den Verstorbenen gedacht wird, helfen vor allem Kindern im Schulalter auch, den eigenen anderen Bedürfnissen des Kindseins unbeschwerter nachzugehen. In diesem Alter können sie ähnlich wie Erwachsene Schuldgefühle haben, wenn sie sich Ausgelassenheit erlauben. Kleinere Kinder regulieren das meist ganz natürlich. Sie können von tiefer Betroffenheit zu der ihnen eigenen Fröhlichkeit wechseln und bewältigen damit ihre Gefühle. Die raschen Wechsel müssen zugestanden und dürfen nicht als ein «Nicht-Trauern» missverstanden werden.

Den Verstorbenen sehen und anfassen dürfen, hilft dem Kind, das Nicht-Lebendigsein zu verstehen. Kleine Kinder haben häufig kaum Berührungsängste, sie fassen den Toten an, küssen ihn und bestätigen sich selbst die fehlenden Lebensattribute. So erklärte mir Lea, ein Mädchen im Kindergartenalter, einmal sehr berührend, woran ich den Tod erkennen könnte, als ich die Familie zur Feststellung des Todes ihrer kleinen Schwester Naomi zu Hause besuchte. Sie kannte mich und hatte Vertrauen zu mir. Als ich klingelte holte sie mich mit ihrer Puppe unter dem Arm an der Wohnungstüre ab, nahm meine Hand und führte mich zu Naomis Bettchen. Mit Hilfe ihrer Puppe zeigte sie mir die Veränderungen bei ihrer Schwester und benannte sie – eine um die andere – und lief dabei wiederholt um das Bettchen herum: «Schau, Naomi bewegt sich nicht mehr – wie meine Puppe. Schau, Naomi ist schon ganz kalt – wie meine Puppe. Schau, die Augen sind geschlossen; sie kann sie nicht mehr öffnen.» Als sie sicher war, dass ich ihre Beobachtungen bestätigte, wandte sie sich ab und ging anderen Beschäftigungen nach. Ihre Eltern hatten sie sorgfältig vorbereitet. Ich war zuvor mehrfach zu ihnen gekommen, vor allem um Naomis Schmerztherapie anzupassen und Lea war häufig bei diesen Besuchen und kurzen Untersuchungen dabei, so lange es für sie gut war und stets mit der Erlaubnis, auch anderes zu tun und dafür Aufmerksamkeit zu bekommen. Ein anderes Mädchen, deutlich jünger als Lea, zeigte ihre «Freude» über den verstorbenen Bruder, den sie endlich wieder anfassen konnte, ohne ein schmerzhaftes Weinen zu provozieren. Die Freude und ihr Temperament waren so überschwänglich, dass ihre Mutter einen lebhaften Sprung auf den Bruder nur knapp verhindern konnte. Diese Beispiele sollen zeigen, wie Kinder die Nähe zum Tod und dem Verstorbenen meistens sehr gut und ganz selbstverständlich regulieren können. Kinder äußern meistens klar, dass sie den Verstorbenen sehen möchten und lassen sich nicht davon abbringen. Den Abstand definieren und suchen sie selbst. Auch eine Intensivstation, Schläuche und Verletzungen müssen kein Hindernis sein. Das zuzulassen wird helfen, später auch kognitiv den Tod und Verlust zu verarbeiten und für den Verlust einen Platz im Alltag zu schaffen.

Im weiteren Verlauf der Trauer muss eine Distanz zu dieser Trauer gefunden werden und der Wechsel von Trauer und Traurigkeit zu einer unbelasteten Alltagswelt gelingen. Vor allem Jugendliche können darunter leiden und das Gefühl haben, dem Verstorbenen «untreu» zu werden. Ihnen in dieser Situation die Wichtigkeit und Berechtigung beider «Welten» aufzuzeigen, ist zentral. Dies kann beispielsweise mit Hilfe des Modells von Stroebe und Schut (54) erfolgen.

Ein anderes Modell ist das von William Worden erweiterte Vier-Phasen Modell der Trauer, das die Aufgaben des Trauernden in den einzelnen Phasen mit Jahreszeiten vergleicht (56). Ohne etwas zu beschönigen, können diese Bilder und Vergleiche manchen Kindern helfen, besser mit ihrer inneren Verunsicherung umzugehen. Die vier Phasen bestehen mit kleinen Ergänzungen aus (57):

Das duale Prozess Modell von Stroebe und Schut (1999)

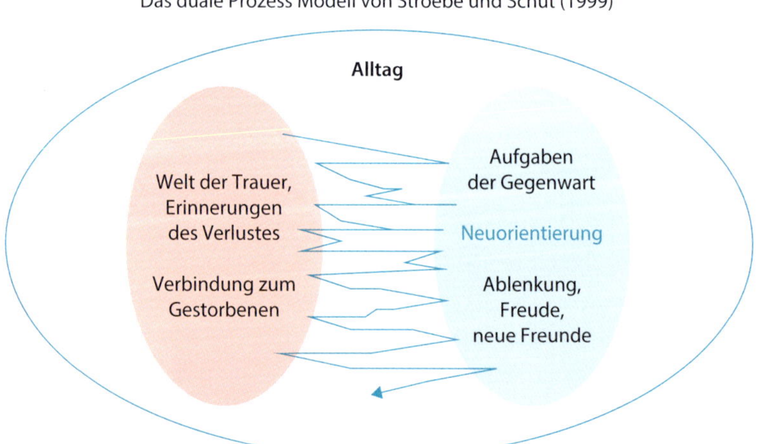

1. Herbst – Verstehen, dass die Person gestorben ist und die Realität des Verlustes akzeptieren.
2. Winter – Sich mit dem psychischen Schmerz der Trauer konfrontieren und mit seiner Wiederkehr rechnen und zurechtfinden.
3. Frühjahr – Sich anpassen an die Welt, in der es den Verstorbenen nicht mehr gibt, und sich um neue Beziehungen bemühen.
4. Sommer – Für den Verstorbenen einen sicheren Ort in der inneren Welt finden und frei werden, um weiterzuleben.

Dieses Vier-Phasen-Modell liegt dem «Seasons for Growth» Programm zugrunde, das in Australien, Neuseeland, England und Irland für Kinder und Jugendliche (6–18 Jahre) etabliert wurde (www.seasonsforgrowth.co.uk). Das Programm setzt sich zum Ziel, seelische Widerstandsfähigkeit (Resilienz), persönliche Reifung und Akzeptanz von Veränderungen bei jungen Menschen nach einem schweren Verlust zu fördern. Das Jahreszeitenmodell soll Kindern helfen, Änderungen und Fortschritte in ihrem Trauerprozess zu erkennen. Diese Zyklen von Veränderungen fordern ähnlich wie Jahreszeiten Anpassungen; eine warme Jacke im Winter, die im Frühjahr wieder abgelegt werden kann und sogar abgelegt werden muss. Das Modell soll Kindern aber auch helfen, zu verstehen, dass Anteile aus diesen Zyklen wiederkehren können und sie sich auf manches innerhalb der Zyklen vorbereiten können. Im Verlauf dieses Programms lernen sie, über ihnen wichtige Themen zu sprechen, Entscheidungen zu treffen ohne dabei den Menschen, den sie für immer verloren haben, aus ihrem Leben zu verbannen.

7.3.3 Brauchen Kinder professionelle Hilfe für ihre Trauerverarbeitung?

Diese Frage wird kontrovers diskutiert. Das englische «Netzwerk für Trauer bei Kindern» (Childhood Bereavement Network) vertritt auch auf der Grundlage der UN-Konvention für die Rechte des

Kindes die Position (53), dass alle Kinder das Recht auf Informationen, Begleitung und Unterstützung haben, um die Auswirkungen eines Todes auf ihr Leben bewältigen zu können. Diese Information, Begleitung und Unterstützung soll:

- die Trauer des Kindes und seine Erfahrungen durch den Tod anerkennen,
- auf die Bedürfnisse, Sichtweise und Meinung des Kindes eingehen,
- die Familie des Kindes und deren soziale Situation wie auch ihre Kultur, Sprache, Glaube und Religion respektieren,
- das Selbstbewusstsein, Selbstwertgefühl, Kommunikation, Entscheidungsfindung und andere Fähigkeiten fördern,
- als Teil eines fortlaufenden Lernprozesses wahrgenommen werden, der zur Entwicklung des kindlichen Wissens und Verständnisses bis in sein Erwachsenenalter beiträgt,
- Familienmitglieder, Betreuungspersonen und mit dem Kind in Verbindung stehende Fachpersonen, wo immer möglich und angemessen, einzubeziehen.

Diese Punkte erlauben ein individuelles Vorgehen, das auch einschließt, eine solche Begleitung nicht wahrzunehmen.

Trauerbegleitungen für Kinder finden als Einzeltherapien bei einem Psychotherapeuten oder in Gruppen nur für Kinder oder die gesamte Familie statt. Leider sind die Angebote nicht sehr breit gefächert, so dass häufig nur eine Einzelbegleitung in Frage kommt. Gruppenangebote für Kinder haben den Vorteil, dass das Kind aus seiner gefühlten oder realen Isolation herauskommt und in der Begegnung mit anderen betroffenen Kindern wertvolle Erfahrungen machen kann. Eine Trauerbegleitung soll einen sicheren Rahmen für die Auseinandersetzung mit den eigenen Gefühlen schaffen. Das bedeutet, sich seiner Gefühle bewusst zu werden, sie zuzulassen, ihnen Berechtigung und Sinn zu geben und mit ihnen im Alltag einen Umgang zu finden. Bei Kindern kommt kreativen Prozessen, die der Erinnerung aber auch der Zukunftsgestaltung dienen, besondere Bedeutung zu.

7.3.4 Wenn Trauer nicht bewältigt wird

Nancy B. Webb (57) definiert eine nicht bewältigte Trauer beim Kind (komplizierte Trauer) als eine das Kind in seiner sozialen, emotionalen und körperlichen Entwicklung beeinträchtigende Trauer (behindernde Trauer – «disabling grief»).

Kinder, die sehr früh – in den ersten zwei Lebensjahren – einen schwerwiegenden Verlust, wie den Tod der Mutter, erlebt haben, brauchen häufig sehr lange für die Verarbeitung ihres Verlustes und zeigen vermehrt ein Wiederaufflammen des psychischen Trauerschmerzes.

Bei Kindern, die sich verbal noch nicht ausdrücken können, sollte folgenden Auffälligkeiten besondere Beachtung geschenkt werden:

- Schlaf- und Ernährungsprobleme,
- Verlust bereits erlernter Meilensteine wie Laufen oder Sprechen,
- fehlende Emotionen oder eine «Erstarrung» des Kindes,
- Verhaltensauffälligkeiten.

Sie können auf die Not des Kindes und sein Bedürfnis, mehr Aufmerksamkeit zu bekommen, hinweisen (57).

Kinder im Vorschulalter können aufgrund ihres Verständnisses von Sterben und Tod (Kapitel 3) der festen Überzeugung sein, für die Krankheit und den Tod verantwortlich zu sein. Daneben können folgende Auffälligkeiten für diese Altersstufe, wie auch bei Schulkindern und Jugendlichen, Zeichen für eine übermäßige Belastung durch den Verlust sein (57):

- Schlafstörungen, Essverweigerung,
- neu auftretendes Bettnässen,

- körperliche Symptome (Bauchschmerzen, Kopfschmerzen),
- Trennungsängste,
- Ängste, anderen (beispielsweise anderen Familienmitgliedern) könnte etwas Schlimmes zustoßen,
- Todesfantasien,
- Lernschwierigkeiten, Leistungsknick in der Schule, Schulverweigerung,
- Schuldgefühle,
- depressive Symptome (wie anhaltende Lustlosigkeit, Desinteresse, Teilnahmslosigkeit),
- Isolation (ausgeprägtes Einzelgängertum),
- Verhaltensauffälligkeiten – ungebremste Aggressivität, ausgeprägte Scheu, übermäßige Suche nach Nähe oder Aufmerksamkeit.

Manche dieser Verhaltensauffälligkeiten oder Störungen können auch erst viele Jahre später auftreten.

7.3.5 Welche positiven Entwicklungen sind nach einem schweren Verlust möglich?

Geschwister, die den Tod eines Geschwisters betrauert haben, berichten Studien zufolge über persönliche Reifung, Fähigkeiten mit schwierigen Situationen umzugehen und ein gutes Sozialverhalten. Dies deckt sich mit meinen Erfahrungen, die ich mit Geschwistern machen konnte. Diese Kinder und Jugendlichen sind ihren Altersgenossen häufig weit voraus.

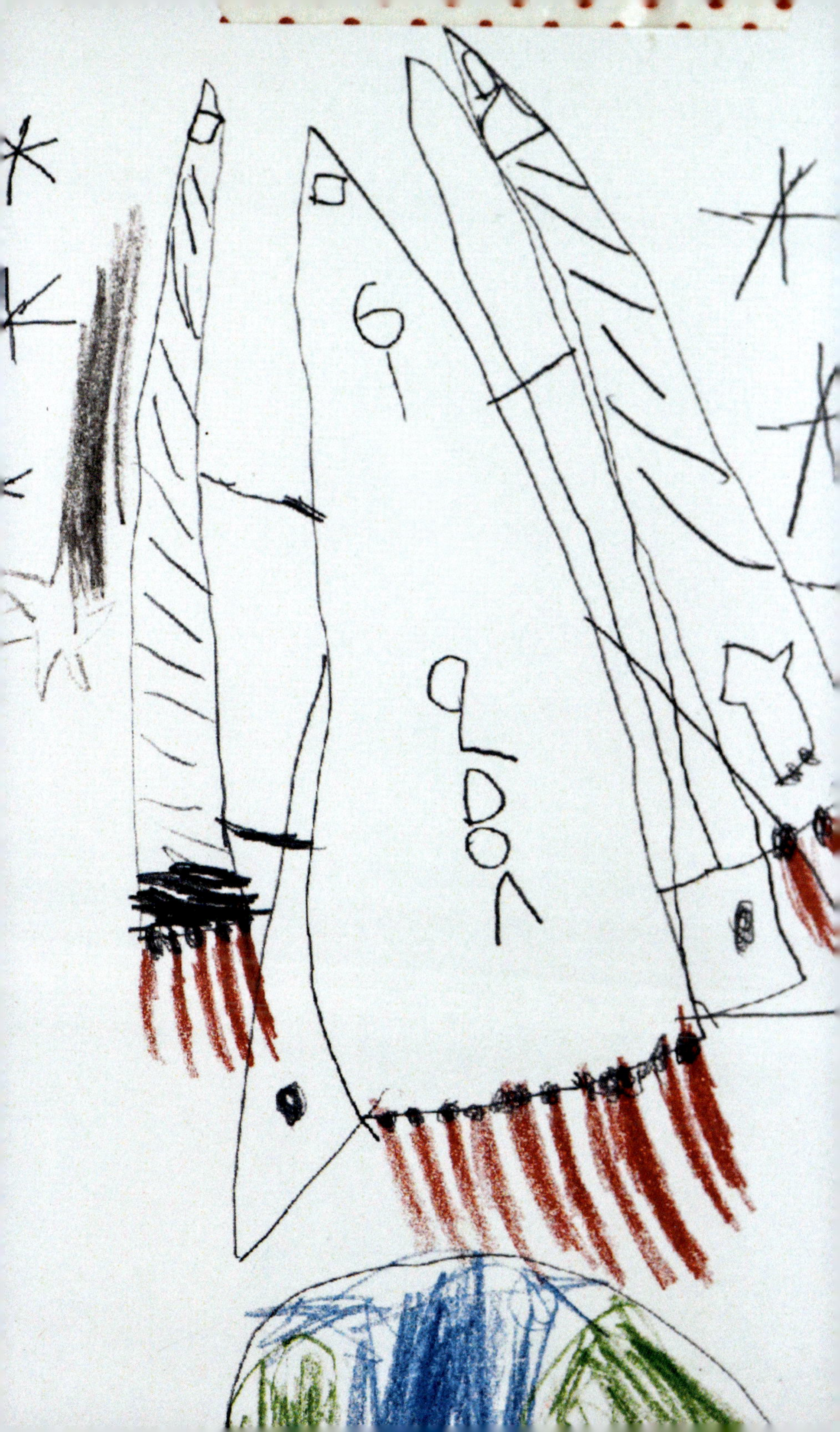

Kapitel 8: Gerade geboren und schon dem Tod geweiht

> «‹Der Tod spricht in mir›, sagt Blanchot. Jedes Wort drückt eine Abwesenheit aus, jedes Wort nennt einen Verlust. Etwas wissen heißt: etwas verloren wissen.
> Doch ich muss mich damit begnügen. Sie ist nur in der Sprache und nirgends sonst.
> Aus ihrem Körper gehoben und in die Sprache gelegt. Sie ist zu einer geworden, die immer wieder neu geboren werden muss: in den Worten die ich für sie finde.»
>
> P. F. Thomése (S. 82).

Der niederländische Schriftsteller Thomése beschreibt sehr treffend die Situation von Eltern, die ein Kind kurz nach der Geburt verlieren. – Das Kind, das nur in der Erinnerung und in der Sprache bleibt.

Wenn Eltern schon kurz nach der Geburt von ihrem Kind Abschied nehmen müssen, sind die Umstände ganz anders, als bei einem Kind, das bereits einen festen Platz in der Familie hatte. Mütter sind von der, vielleicht ersten, Geburt bewegt und geschwächt und rein physiologisch in einer ausgesprochen verletzlichen Gemütslage. Aber auch Väter, Geschwister, Großeltern und Freunde sind in unterschiedlichem Ausmaß von dem Ereignis betroffen. Die Nähe von Geburt und Tod macht sprach- und hilflos. Es ist noch nicht lange her und passiert gelegentlich noch heute, dass aus lauter Hilflosigkeit, die leider nicht einmal als solche benannt wird, ein Hang zum «Ungeschehen-Machen» entsteht. Dies mündete früher, während der zweiten Hälfte des 20. Jahrhunderts, darin, dass solche Kinder nicht bestattet, sondern eher «beseitigt» wur-

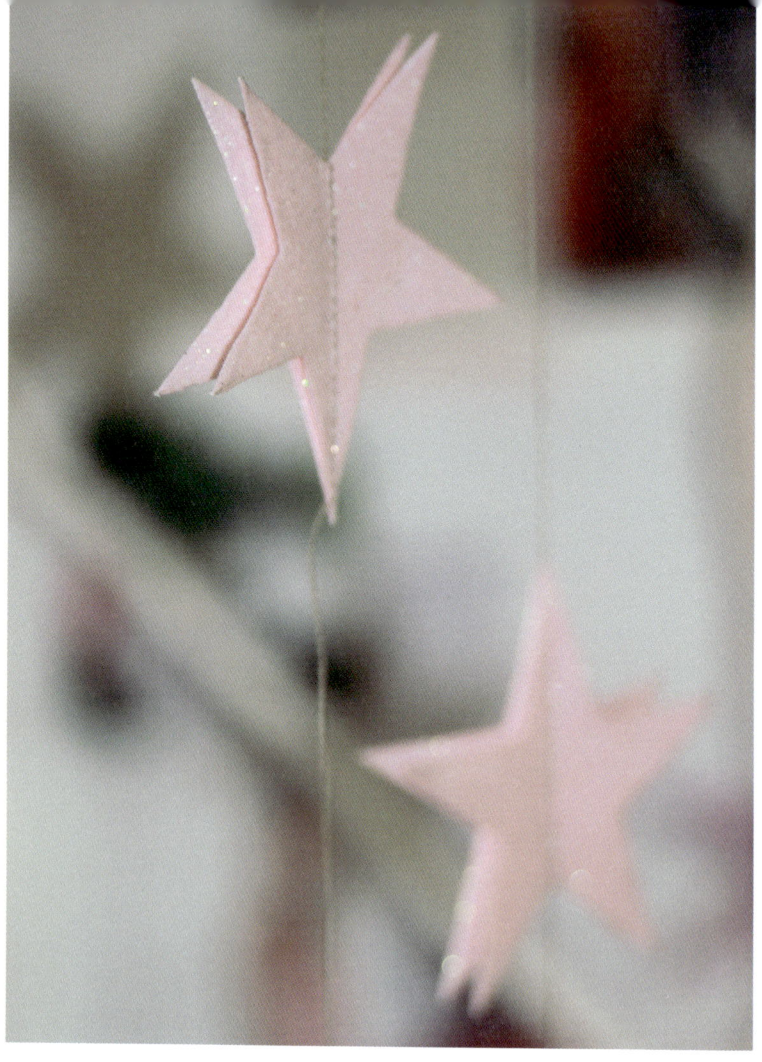

den. Den Neugeborenen wurde eine «Nicht-Existenz», ein Zustand «es gibt dich nicht und hat dich nicht gegeben» zugeschrieben, um so den Schmerz erst gar nicht aufkommen zu lassen. Wir wissen aber, dass dieser durchaus verständliche Wunsch nach Verleugnung kaum funktionieren kann. Früher, als der Kindstod noch viele Familien betraf, wurde die Erinnerung an diese Kinder gepflegt, wovon auch die Kunst Zeugnis ablegt. Einen Überblick gibt beispielsweise der Bildband «Über dem Grabe geboren. Kindsnöte in Medizin und Kunst» (58).

Dieser «modern-rationalistischen» Haltung steht eine Entwicklung gegenüber, die sich der Existenz des Kindes und seiner Bedeutung für die gebärende Mutter, den Vater und die Familie wieder bewusst ist. Die während der Schwangerschaft entstehende Bindung zum Kind wird ernst genommen; sie wird von Müttern natürlicherweise häufig stärker als von Vätern erlebt. Unabhängig von der Intensität, kann normalerweise in Familien immer schon von einer Beziehung zum ungeborenen Kind ausgegangen werden. Für das Kind wurde eine Zukunft entworfen, ein Zuhause vorbereitet und ein Name ausgesucht, also viele auch äußerliche Zeichen, die ganz auf die Ankunft des Kindes ausgerichtet sind. Das lässt sich nicht einfach ohne einen bewussten Abschied auslöschen. In Kapitel 6 (Familien mit einem schwerbehinderten Kind) wird die Möglichkeit einer «palliativen» Entbindung erwähnt, die bei manchen Familien den ersten Schritt für einen viel zu frühen Abschied darstellt.

Geburtskliniken sind darauf eingestellt, das Kind, unabhängig davon wie lange es leben wird, zusammen mit Mutter und Vater willkommen zu heißen und um deren Wohl besorgt zu sein. Wenn mit dem raschen Sterben des Kindes bereits vor der Geburt gerechnet wurde, ist es wichtig, Erinnerungen zu schaffen und je nach Kulturkreis und Bedürfnissen religiöse oder spirituelle Rituale zu organisieren. Das Kind wird möglichst nah bei Mutter und Vater sein und es wird nur das Allernotwendigste getan, um dem Kind nicht zusätzliches Leid zuzumuten. Häufig wird eine niedrigdosierte Schmerztherapie durchgeführt, die auch eine möglicherweise bestehende Atemnot lindern kann.

Wenn es im Kreißsaal zu Notfallmaßnahmen gekommen ist und das Kind beispielsweise intubiert werden musste, müssen rasch Entscheidungen zum weiteren Vorgehen getroffen werden. Falls das Kind in eine Kinderklinik verlegt werden musste, gilt zu überlegen, wie das Kind beispielsweise zurück in die Geburtsklinik gebracht werden kann, um dort in den Armen der Mutter oder des Vaters sterben zu können.

Bei einem Verdacht auf eine vererbbare Erkrankung ist es wichtig, zu überlegen, welche Untersuchungen durchgeführt werden müssen, um das Risiko für weitere Kinder einschätzen zu können. Einige dieser Untersuchungen können nach dem Tod des Kindes durchgeführt werden, andere sind nur durch eine Blutuntersuchung beim lebenden Kind möglich.

8.1 Erinnerungen schaffen

Für die spätere Verarbeitung des frühen Todes kurz nach der Geburt des Kindes, ist es für die meisten Familien wichtig, Erinnerungen zu haben, die die Existenz des Kindes «belegen». Manchen Eltern fällt dies schwer, vor allem, wenn sie die Realität des Sterbens ihres Kindes gar nicht akzeptieren können. Erinnerungen während der wenigen Stunden des Lebens zu schaffen, gelingt vor allem, wenn Zeit war, sich auf das Sterben ihres Kindes bereits vor dessen Geburt vorzubereiten. In der kurzen Lebenszeit Fotos zu machen, kann für alle, vor allem auch die Geschwister, wertvoll sein. Im Anhang findet sich für die Schweiz die Internetadresse «Herzensbilder». Das ist eine Initiative einer Mutter, Kerstin Birkeland-Ackermann, die dafür gerade als Heldin des Alltags 2013 geehrt wurde. «Herzensbilder» schickt unkompliziert und schnell einen professionellen Fotografen für ein kostenloses Fotoshooting an den Ort, an dem die Fotografien entstehen sollen. Alle Familien, von denen ich weiß, haben das sehr gut erlebt und sind dankbar für die bleibende Erinnerung.

Weitere Erinnerungen können über Hand- und Fußabdrücke, das Aufbewahren von Haaren, dem Namensbändchen der Geburtsklinik geschaffen werden. Für Eltern, die diese Spuren des Kindes nicht mitnehmen möchten, behält sie die Geburtsklinik häufig bei sich, um sie gegebenenfalls zu einem späteren Zeitpunkt der Familie geben zu können.

8.2 Taufe – Nottaufe

Ein Kind in Lebensgefahr kann auf Wunsch der Eltern eine Nottaufe erhalten. Diese wird in der Regel vom Seelsorger oder vom Pfarrer vollzogen. Sind diese jedoch nicht erreichbar, kann jede Person, die Mitglied einer christlichen Kirche ist, taufen. Ein Kind, das die Nottaufe erhält, gilt – auch wenn es überlebt – als endgültig getauft.

8.3 Stillgeboren – Fehl- oder Totgeburten

Wird das Baby vor der 23. Schwangerschaftswoche tot geboren und wiegt weniger als 500 Gramm, wird dies nach den Worten des Gesetzes als Fehlgeburt und außerhalb dieser Grenzen als Totgeburt bezeichnet. Mütter haben auch von Gesetzes wegen nach einer Fehlgeburt keinen Anspruch auf einen Mutterschaftsurlaub. Totgeburten müssen im Gegensatz zu Fehlgeburten gemeldet und ins Geburtenregister eingetragen werden. Ein Kind, das diese Kriterien nicht erfüllt (Fehlgeburt) hat laut Gesetz kein Anrecht auf eine Bestattung. Allerdings wurden in vielen Schweizer Städten und Gemeinden in den letzten Jahren eigens für diese Kinder Grabfelder und Gemeinschaftsgräber eingerichtet. In einigen Kantonen der Schweiz wie beispielsweise dem Kanton Zürich werden alle Kinder, auch Fehlgeburten bestattet.

Fehl- und Totgeburten wurden auch Sternen- oder Engelskinder genannt.

Auch bei diesen Kindern sollen Eltern ihre Bedürfnisse zum Ausdruck bringen und der Existenz des Kindes Wirklichkeit geben; Abschied nehmen, ein Ritual, auch Fotos können die Verarbeitung des Verlustes erleichtern.

8.4 Was Eltern helfen kann

Eine Studie aus Zürich mit 26 Müttern und 25 Vätern ist der Frage nachgegangen, was in einer solch traurigen und unabwendbaren Situation helfen kann (59). Die Befragung der Eltern erfolgte zwei bis sechs Jahre nach dem Tod ihres extrem frühgeborenen Kindes (22. bis 26. Schwangerschaftswoche). Für alle war die Unterstützung des Partners, der Familie, Freunden und Bekannten von großer und zentraler Bedeutung. Vor und kurz nach der Geburt des Kindes war es wichtig, möglichst gut über dessen medizinische Situation informiert zu sein, wobei neben der fachlichen Kompetenz immer auch das Zwischenmenschliche beurteilt wurde. Das Kind bei sich haben zu dürfen und Zeit für den Abschied zu haben, war eine wesentliche Voraussetzung für den späteren Trauerprozess. Auf die beschriebenen Rituale und Erinnerungsstücke wurde in dieser Untersuchung jedoch nicht eingegangen.

Weitere Forschungsarbeiten bestärken diese Beobachtung. In einigen Studien waren Eltern einbezogen, die ein Kind mit einer nicht lebensfähigen komplexen Erkrankung erwarteten (Trisomie 13 und 18) und sich für das Austragen der Schwangerschaft entschieden hatten. Auf eine große, kürzlich erschienene Studie gehe ich näher ein. Diese wendete sich an über 500 Familien, vorwiegend aus den USA, deren Kind an einer Trisomie 13 oder 18 gestorben war und bei denen die Diagnose schon vor der Geburt feststand (60). Den meisten Eltern war bei der (pränatalen) Diagnose empfohlen worden, die Schwangerschaft zu beenden. Die Gründe für das Austragen der Schwangerschaft waren sehr unterschiedlich: die Mutter spürte bereits Kindsbewegungen, die Schwangerschaft war weit fortgeschritten und religiöse Überzeugungen, aber auch der Wunsch, das noch ungeborene Kind trotz allem zu lieben und ihm eine Chance geben zu wollen, spielten eine Rolle. Viele Eltern waren sehr realistisch in ihren, das Kind betreffenden, Erwartungen: «Wir hofften, er würde lange genug bei uns sein, um ihn halten zu können.» Ihre Erfahrungen schilderten sie überwiegend als positiv, unabhängig davon wie lange das Kind lebte.

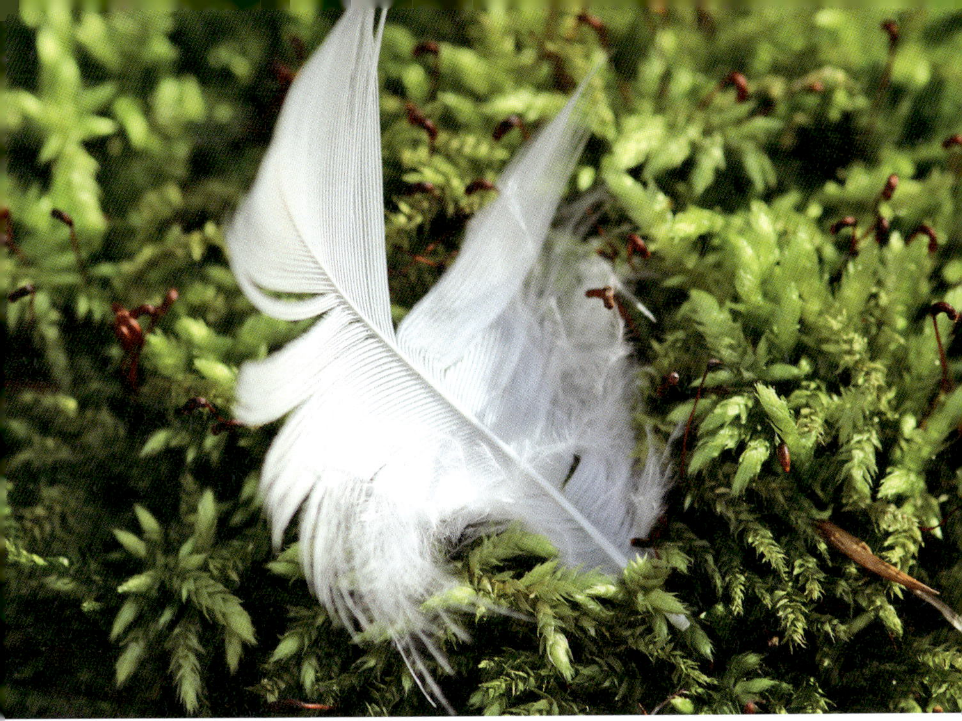

Diese Studie weist auf einen Aspekt hin, der mir wichtig erscheint: Sich bereits vor der Geburt beraten zu lassen, wie dem Kind nach der Geburt von Seiten der Palliative Care geholfen werden kann.

Kapitel 9: Wenn der Tod naht

Das Leiden eines Kindes in den letzten Lebenstagen oder Wochen – niemand weiß, wie viel Zeit bleibt –, ist für Eltern schwer auszuhalten. Der Gedanke, «wenn unser Kind doch erlöst werden würde» schleicht sich ein und steht vielleicht neben dem noch immer sich meldenden Wunsch oder der Hoffnung, es möge ein Wunder geschehen. Ganz vereinzelt kann sogar der Gedanke auftauchen, aktiv eine Erlösung herbeizuführen, damit «dieses Leiden endlich ein Ende nehme». Wir wissen wenig über das Leiden des Kindes, das sich nicht mehr oder noch nie mitteilen konnte. Der Gedanke des nahenden Todes oder der Anblick des abgemagerten Kindes löst fast zwangsläufig ein Bild des «Leidens» aus, auch wenn das Kind nicht offensichtlich über Schmerzen klagt oder seinem Unwohlsein Ausdruck verleiht.

Unabhängig von klaren juristischen Aspekten und dem Verbot aktiver Sterbehilfe bei Kindern, könnte ein anderer Gedanke tröstend sein. Wir wissen nichts darüber, was ein Kind in diesen letzten Lebenstagen erlebt. Manchmal ist ein «Rückzug» des Kindes zu beobachten, in dem Streicheln und Kuscheln nicht mehr gesucht wird, oder sogar zu stören scheint. Trotzdem erscheint ein zartes Lächeln auf dem Gesicht des Kindes, Ruhe und Gelassenheit entstehen und die zuvor möglicherweise quälenden Schmerzen sind nicht mehr im Vordergrund. Natürlich kann es auch da Phasen der Unruhe und des offensichtlichen Leids geben, aber das «Andere» scheint zu überwiegen. Gibt es etwas Schönes, das das Kind spürt? Etwas, was Elisabeth Kübler-Ross in «Erfahrungen an der Schwelle des Todes» auch bei Kindern beschreibt (61)?

9.1 Die «Seelenkarre»

Dino Buzzati, ein italienischer Schriftsteller des letzten Jahrhunderts, schrieb eine Kurzgeschichte (Il Cane Universale – Der Weltenhund), die in diesem Zusammenhang erwähnenswert ist (62). Sie beschreibt den fünfzehnjährigen Hund, Fritz, eines etwas verschrobenen Philosophieprofessors. Fritz lebt auf einem herrschaftlichen Hof an einer Leine, die ihm einen nicht übermäßigen Lebensradius zwischen seiner Hundehütte und einem Birnenbaum erlaubt. Als sein Lebensende naht und er sich schon etliche Tage kaum noch bewegt hat und sein Futter nicht mehr anrührt, «erwacht» er aus seiner Starre und beginnt zu winseln. Fritz war vom Weltenhund gerufen worden und spürte, dass er zum Flussufer eilen müsse, um dort alleine zu sterben und abgeholt zu werden. Buzzati beschreibt den *Weltenhund* voller Zärtlichkeit als Hund, der aus vielen kleinen Hundeseelen besteht und über die Jahrtausende eine beachtliche Größe von über 300 Metern Höhe erreicht. Mit klapprigen Seelenkarren werden die Hundeseelen eingesammelt. Fritz hört diesen Ruf und mobilisiert seine letzten Kräfte, um dorthin zu gelangen und nach der göttlichen Wurst zu schnappen, die seine Seele befreien und an Bord der Seelenkarre nehmen würde.

Was also wissen wir über die «*Karren*», die für die Seelen der Kinder unterwegs sind? Ohne ins Esoterisch-Verrückte abzuschweifen, kann ich mir vorstellen, dass diese letzten Lebenstage und Lebensstunden eines Kindes auch eine Kraft besitzen, die die Angst vor dem nahenden Tod nehmen kann. Eine Kraft, die den Kindern Ruhe und «Zuversicht» verleiht. In der Begleitung von Kindern erlebe ich wiederholt, dass Schmerzen und Leiden in den letzten Lebenstagen tatsächlich nachlassen und es häufig zu sehr schönen letzten Momenten in der Familie kommt. Um beim Bild des Hundes zu bleiben, – Hunde haben ein sehr gutes Gespür für das Geschehen in ihren Familien, vor allem zu den Familienmitgliedern, zu denen eine enge Beziehung besteht. So erinnere ich mich an einen Hund, der an der Seite eines zu Hause sterbenden

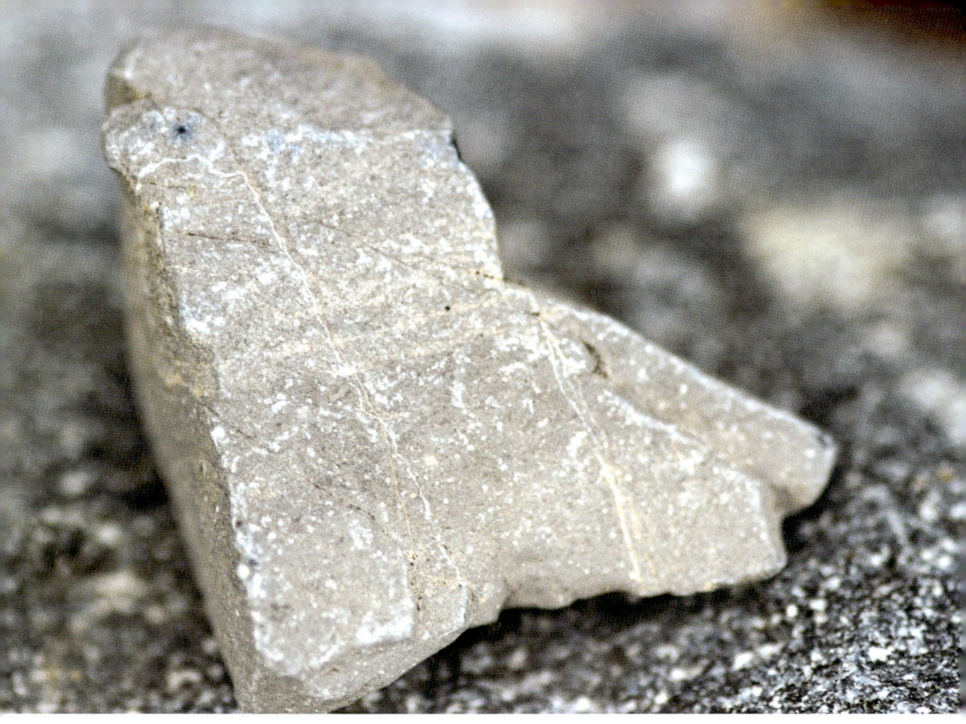

kleinen Jungen verharrte, nicht fraß, sich nicht zu Spaziergängen bewegen ließ und sichtlich mittrauerte. Ein anderer Hund eines jungen Mädchens, beschützte das Mädchen, dessen Spitalbett im Wohnzimmer stand, um die Pflege zu erleichtern, es am Alltagsleben der Großfamilie teilhaben zu lassen und ihm Stunden auf der Terrasse zu ermöglichen. Als ich die Jugendliche zum ersten Mal zu Hause besuchte, um die Schmerztherapie anzupassen, begrüßte mich der Hund nicht gerade freundlich, er wollte seine liebe Freundin – das kranke Mädchen – vor unerwünschten Besuchern schützen, erklärte mir die Mutter. Bei den folgenden Besuchen hingegen hieß auch er mich willkommen, beziehungsweise blieb an seinem Platz unter dem Spitalbett und ließ mich in meiner Untersuchung und den Fragen an das Mädchen gewähren.

Ein anderes Bild der *Seelenkarre* ist Tills «Flügel», mit dem sich seine Schwester Malin trösten ließ. In den letzten Wochen begleitete sie das Bild «nun wachsen Till Flügel». Irgendwann «würde er sie aufspannen können, um abzufliegen», – leicht, ohne weiter unter Schmerzen und Einschränkungen durch seinen Hirntumor leiden zu müssen. Wurde auch Till abgeholt oder begleitet? Auf jeden Fall schienen er und seine Schwester keine Angst vor diesem letzten Moment zu haben. Die letzten Stunden waren nicht von Unruhe oder Leid geprägt. Es war auch keine Lüge, Malin sah ja seinen Leichnam und half beim Einsargen, sehr besorgt darum, dass er auch bequem liege. Ihr Probeliegen in seinem Sarg half ihr dabei, den Sarg auszupolstern. Später bemalte sie ihn hingebungsvoll in ihrer großen Liebe zum großen Bruder.

Jugendliche hingegen sind in ihren Bildern schroffer, suchen auch in letzten Lebensstunden Konfrontation (siehe auch Kapitel 3 Verständnis von Sterben und Tod – Jugendliche): «So schnell kratze ich nicht ab!». Vielleicht benötigen sie zumindest äußerlich ein anderes «Absprungbrett».

9.2 Rituale

Rituale müssen nicht nur religiösen Ursprungs sein, wie das Erteilen von Sakramenten (Taufe, Firmung, Krankensalbung, Segnen). Es können Familienrituale oder von dem Kind in seinen letzten Lebenswochen gefundene «Lieblingsdinge» sein. Ein kleiner Patient von mir hatte beispielsweise eine Sequenz im Dschungelbuchfilm, die er immer und immer wieder schauen wollte, – weil sie ihm etwas vermitteln konnte, was ihm half, ihn tröstete oder einfach nur ablenkte.

Bei einer Jugendlichen war es die Konfirmation, die wenige Stunden vor ihrem Tod am Sterbebett von ihrer Pfarrerin vollzogen wurde. Zwei Wochen später, dem geplanten Konfirmationstermin, wäre es zu spät gewesen.

Diese Beispiele sollen zeigen, dass es in der Begleitung immer wieder gilt, flexibel, fantasievoll, unvernünftig und mutig zu sein, um den kostbaren letzten Momenten Lebensfreude, Sinn und Hoffnung zu geben. Es dürfen Grenzen durchbrochen oder zumindest der Versuch dazu unternommen werden.

Kapitel 10: Vor und unmittelbar nach dem Tod

Den letzten Atemzug des Kindes zu erwarten, ist schwierig, dramatisch und erlösend zugleich. Viele, der im folgenden Kapitel beschriebenen Emotionen prägen diese letzten Momente des Kindes. Abschied nehmen steht zwar im Vordergrund, ist aber für alle Beteiligten sehr schwer. In Kliniken wird deshalb heute versucht, Familien dafür viel Zeit zu geben. Das Zimmer, in dem das Kind betreut und gepflegt wurde, steht der Familie möglichst lange zur Verfügung, damit ein Abschied nehmen – in der Familie, zusammen mit Geschwistern und Freunden – gelingen kann. Diese kurze

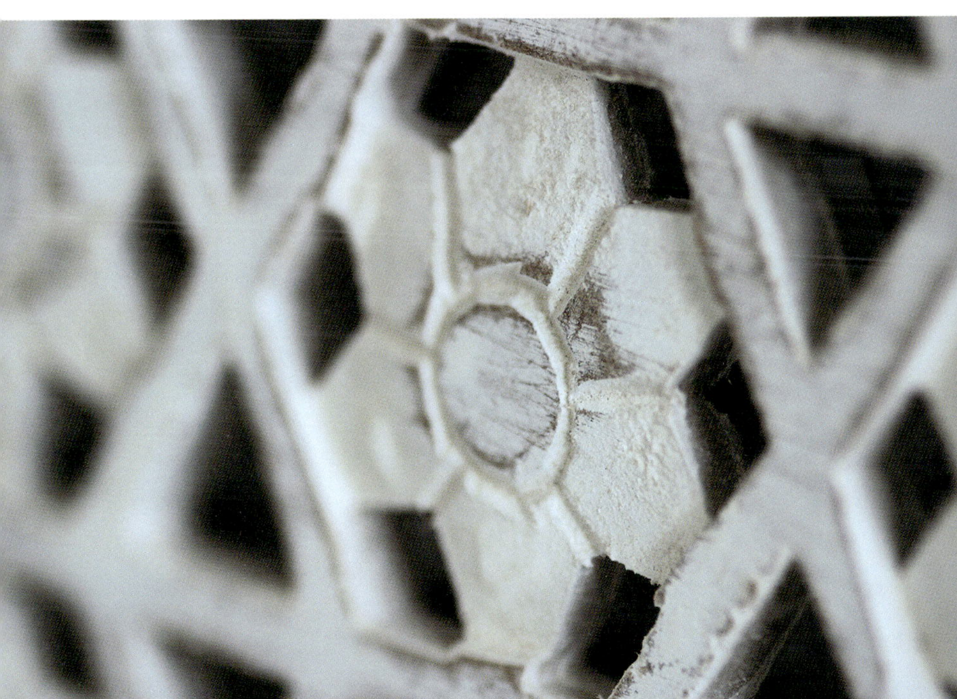

Zeit ist sehr wichtig für den weiteren Trauerprozess. Sie kann in keiner Form nachgeholt werden. Der Tod lässt sich so in allen Dimensionen und mit allen Sinnen begreifen. Alle Religionen haben eigene Rituale; neben den in der westlichen Welt heute üblichen Handlungen, wie eine Kerze anzuzünden, das Kind zu waschen, einzucremen und schön anzuziehen. Bei diesen Handlungen dabei zu sein oder selbst Teile davon zu übernehmen, kann Eltern und auch Geschwistern helfen.

Auf religionsspezifische Rituale, die dem Abschied, dem Übergang in eine andere Welt dienen, gehe ich hier nicht näher ein. Wichtig erscheint mir an dieser Stelle, Mut zu machen, eigene Rituale zu leben und seien sie noch so fremd und ungewöhnlich für die Umgebung. Generell besteht dafür heute in den Institutionen eine große Offenheit.

10.1 Die Feststellung des Todes

Wenn das Kind zu Hause stirbt, muss der Tod durch einen Arzt offiziell festgestellt werden. Beim erwarteten Tod des Kindes wird in der Regel mit dem betreuenden Arzt vorbesprochen, wie bei Eintritt des Todes vorzugehen ist. Dazu gehört auch, zu besprechen, wie schnell der Arzt informiert werden soll, falls das Kind in der Nacht oder am Wochenende stirbt. Generell hat man mit der Feststellung des Todes, wenn dieser erwartet wurde, etwas Zeit. Wenn der Notarzt gerufen wird, muss dieser gut informiert werden; am besten wird der Notdienst durch den Kinder- oder Hausarzt vorinformiert. Die Familie sollte für eine solche ad hoc Information ein Dokument haben, auf dem die Unheilbarkeit des Kindes und das erwartete Sterben dokumentiert sind. Leider kann es passieren, dass ein gerufener Notarzt – seiner Pflicht folgend – den Tod eines Kindes prinzipiell als «unnatürlichen» also nicht erwarteten Todesfall beurteilt. In diesem Fall wird die Polizei gerufen und das Kind muss dann rechtsmedizinisch untersucht werden. Zusätzlich werden alle Unterlagen des Kindes mitgenommen, um sie strafrechtlich zu untersuchen. So absurd dies klingt, es kommt leider vor und sollte in jedem Fall vermieden werden. Hierzu ist eine Vorbesprechung, so unangenehm dies ist, zwingend notwendig.

Wenn das Kind im Spital verstirbt ist diese Situation des erwarteten Todes einfacher. Die Familie kann nahezu sicher sein (leider ergeben sich auch im Spital unschöne Situationen), dass mit dem Eintritt des Todes angemessen und in der besprochenen Weise umgegangen wird.

10.2 Obduktion

Stirbt ein Kind an einer sehr komplexen, nicht vollständig verstandenen Krankheit oder einer Therapiekomplikation, kann eine Obduktion (Leichenöffnung) zur Feststellung der Todesursache hilfreich sein. Diese wird von Mitarbeitenden der Pathologie durchgeführt, entweder in der Klinik, in der der Patient gestorben ist, oder in der Pathologie, beziehungsweise in der Gerichtsmedizin. Bei einer Obduktion werden Brustkorb und Bauchraum eröffnet und untersucht. Die Organe werden für weitere Untersuchungen entnommen. Gegebenenfalls wird auch der Schädel eröffnet, um das Gehirn untersuchen zu können. Nach Entnahme der Organe werden die Körperhöhlen wieder geschlossen (genäht) und der Leichnam gereinigt und wieder angekleidet. Dies erfolgt in der Regel sehr sorgfältig und in dem Wissen, dass die Angehörigen das Kind häufig anschließend noch einmal sehen möchten.

Außer bei unerwarteten oder unnatürlichen Todesfällen ist für eine Obduktion das Einverständnis der Angehörigen notwendig. Eltern müssen sich also keine Sorgen machen, dass solche Maßnahmen hinter ihrem Rücken erfolgen. Sollte keine vollständige Obduktion erwünscht sein, können auch Teilobduktionen oder Organbiopsien durchgeführt werden. Eltern werden auch vor solchen Untersuchungen nach ihrem Einverständnis gefragt oder gebeten, sofern die behandelnden Ärzte eine bestimmte Untersuchung als wichtig erachten.

10.3 Sarg

Abhängig von den Todesumständen und ob eine Obduktion durchgeführt wird oder nicht, stellt sich bald nach dem Tod die Frage des Sarges. Das Einsargen ist ein schwieriger, aber sehr wichtiger Moment. All diese Schritte bewusst zu erleben und aktiv mitzugestalten, kann helfen, die Realität des Todes zu fassen. Dies gilt nicht nur für die Eltern, sondern ganz besonders auch für die Geschwister.

Der Sarg wird über das Bestattungsinstitut bezogen. Für die Bestellung ist die Angabe der Größe des Kindes wichtig. Stirbt das Kind im Spital, stellen große Spitäler einen Sarg zur Verfügung, ohne dafür eine Rechnung zu stellen. Der Sarg kann innen wie außen von der Familie gestaltet werden. Dem Kind können Spielsachen, Briefe, Kinderzeichnungen «mitgegeben» werden und der Sarg kann wie in Kapitel 9 beschrieben auch bemalt werden.

Unabhängig davon, wo das Kind gestorben ist, wird der Sarg vom Bestattungsinstitut abgeholt und entweder direkt auf den Friedhof, dort eventuell noch in die Leichenhalle, oder ins Krematorium für die Einäscherung gebracht.

10.4 Leichentransport

Prinzipiell erfolgt der Transport von Leichen durch das Bestattungsamt und ist in Privatautos nicht erlaubt. Bei Kindern können Ausnahmen gemacht werden. Als Faustregel gilt, solange das Kind auf dem Arm getragen werden kann, beziehungsweise bis zu einem Alter von vier Jahren, darf das tote Kind in der Schweiz im Privatauto transportiert werden. Um bei einer Polizeikontrolle nicht in eine unangenehme Situation zu geraten, ist ein Begleitschreiben des Arztes dringend zu empfehlen.

10.5 Aufbahrung zu Hause

Eine Aufbahrung zu Hause ist immer möglich, auch nach einer Obduktion. In der Regel sollte ein Zeitraum von drei Tagen nicht überschritten werden. Es empfiehlt sich, mit dem Bestattungsinstitut eine Vereinbarung zu treffen, wann das Kind abgeholt wird und wer erreichbar ist, falls eine frühere Abholung bei zu großer Belastung gewünscht wäre. Weiterhin kann das Bestattungsinstitut hilfreiche Tipps für den Umgang mit dem Leichnam geben und eventuell Kühlelemente zur Verfügung stellen, um eine Geruchsbelastung möglichst gering zu halten.

Zeit mit dem Verstorbenen zu verbringen kann wertvoll sein, weil es das Verständnis für das Unglaubliche schafft. Die Veränderungen zu beobachten, zu sehen und zu spüren, wie aus dem Menschen, dem lebendigen Körper tatsächlich eine Leiche (aus dem Mittelhochdeutschen ein toter Körper) wird, beziehungsweise ein Leichnam – eine Leibeshülle. Viele bemerken wie sich der Ausdruck des Gesichtes verändert und der einmal in dieser Leibeshülle wohnende Mensch nicht mehr da ist.

10.5.1 Religiöse Aspekte des Todes

Viele Familien haben mit dem Abschied nehmen von ihrem Kind ein Bedürfnis nach religiöser oder spiritueller Begleitung. Auch wenn in Kliniken und Langzeitinstitutionen darauf geachtet und aktiv danach gefragt wird, möchte ich dazu ermuntern, auch selbständig aktiv danach zu fragen, Wünsche anzubringen und gegebenenfalls auch eigene Personen oder den eigenen Pfarrer zu involvieren.

10.6 Formalitäten

Mit dem Tod sind leider immer auch formale Aufgaben und Ämtergänge verbunden. Das wichtigste Dokument ist die vom Arzt ausgestellte Todesbescheinigung, die für die involvierten Ämter die Grundlage für die einzuleitenden Schritte darstellt. Die Vorgehensweisen sind leider auch innerhalb eines Landes nicht einheitlich. In der Schweiz sind die Abläufe kantonal geregelt und zu allem Überfluss heißen auch die Ämter unterschiedlich. Die folgenden Ausführungen orientieren sich an den Richtlinien der Schweiz:

Wenn ein Kind im Spital stirbt, übernimmt das Spital einige Aufgaben und leitet die ärztliche Todesbescheinigung und die Todesanzeige an die zuständigen Behörden weiter. Verstirbt das Kind zu Hause, muss vor allen weiteren Schritten zuerst der Tod von einem Arzt festgestellt, oder bestätigt und eine Todesbescheinigung ausgestellt werden. Die Meldung bei der Gemeinde oder Stadt erfolgt erst dann – durch die Familie. Bei unerwarteten oder gewaltensamen Todesfällen wie einem Unfall oder Suizid muss die Polizei informiert werden.

Die Angehörigen sind verpflichtet, den Todesfall so schnell wie möglich (in der Regel gilt eine Frist von 48 Stunden bei natürlichen Todesfällen) bei der zuständigen Behörde zu melden. Die Meldung sollte persönlich oder durch eine bevollmächtigte Person erfolgen. Neben der Todesfallbescheinigung müssen das Familienbüchlein oder der Geburtsschein (Geburtsurkunde) vorgelegt werden und bei ausländischer Staatsangehörigkeit zusätzlich die Niederlassungsbewilligung oder der Ausländerausweis und der Pass.

Das Amt (Zivilstandsamt, Bestattungsamt oder die Gemeinde) bespricht mit der Familie die weiteren Schritte. Dazu gehören der Transport des Leichnams zum Friedhof, die Aufbahrung in der Leichenhalle, die Bestattungsart (Erdbestattung oder Kremation), Art und Zeitpunkt der Trauerfeier und der Bestattung, Wahl und Bewilligung des Grabes oder der Urnenbeisetzung, Publikation des Todes im Amtsanzeiger oder in der Tageszeitung.

10.7 Beerdigung

Mit «Beerdigung» meine ich jede Form der Bestattung, nicht nur die der Erdbestattung und jede Form der Abdankungs- oder Trauerfeier. Die Möglichkeiten sind in der Schweiz je nach religiös-kulturellem Hintergrund sehr breit und prinzipiell begegnen die zuständigen Institutionen oder Instanzen den individuellen Wünschen von Familien mit einer großen Offenheit. Alle sind bemüht, diesen wichtigen letzten Schritt gut zu gestalten und der Familie nicht zusätzliche Hürden oder negative Emotionen aufzubürden.

Viele Eltern machen sich schon vor dem Tod des Kindes, wenn mit diesem gerechnet werden muss, Gedanken darüber wie ihr Kind beerdigt werden soll. Es entstehen Ideen zur Traueranzeige und gedanklich werden Listen gemacht, wer vom Tod des Kindes unterrichtet werden soll. Häufig sind diese Gedanken mit einem schlechten Gewissen verbunden und der Sorge, etwas vorwegzunehmen. Andererseits sind diese Gedanken da und gehören zu der in Kapitel 11 beschriebenen «antizipatorischen» Trauer. Sie dienen der innerlichen Vorbereitung auf das trotzdem Unvorstellbare und können etwas von der Angst davor nehmen. Manche haben auch das Bedürfnis, mit den betreuenden Fachpersonen über diese Gedanken zu sprechen und sich so auf den letzten Moment des Lebens ihres Kindes vorzubereiten.

Beerdigungen von Kindern werden meistens sehr individuell gestaltet. Vor allem ältere Kinder äußern vor ihrem Tod Wünsche, wie ihre Beerdigung ablaufen soll, welche Lieder gespielt und gesungen werden sollen und wie die Trauergemeinde gekleidet sein soll, zum Beispiel solle niemand Schwarz tragen. Häufig lassen Familien und Freunde Luftballons steigen, Klassenkameraden lesen Fürbitten, oder eine Patentante einen Brief an das Kind und die Familie. Kinder in die Aktivitäten rund um die Beerdigung einzubeziehen ist heute üblich, auch wenn es sicherlich nach wie vor Bedenken gibt, Kinder aus dem Kindergarten oder der Schule damit zu sehr zu belasten. Einem Kind sollte es freigestellt sein, ob es an einer Beerdigung teilnehmen will oder nicht. Das Kind kann dann die nötige Distanz für sich meistens gut regulieren.

In dem Kinderbuch «Kiki» von Antje Damm (siehe Buchempfehlungen für Kinder und Jugendliche) wird die Teilnahme von Antje an der Beerdigung ihrer liebsten Freundin Kiki beschrieben:

> «Am Tag von Kikis Beerdigung schneite es zum ersten Mal und ich durfte meinen neuen Fellmantel anziehen. […] Ich nahm meine Lieblingspuppe Kirsten mit und warf sie auf Kikis weißen Sarg, der in einem tiefen Loch versenkt war. […] Auf dem Sarg lag ein riesiger Strauß mit weißen Rosen. Jeder, der an das Grab ging, warf eine Schippe mit Erde drauf und die Blumen waren schon ganz dreckig. Ich fand es auch schade, dass meine Puppe nun verbuddelt werden würde. […] Ich wollte Kiki das Schönste und Tollste schenken, das ich besaß. Man kann so eine Puppe ja nicht in den Himmel schicken. Wie soll sie denn da ankommen? Also muss man es wohl so machen. Aber ich war mir nicht ganz sicher, ob Kiki sie auch bekommen würde.»

10.8 Friedhof und Grabmal

Der Friedhof war früher (ca. ab dem siebten Jahrhundert), viel mehr als heute, ein Ort der Begegnung. Er lag mitten in den Städten und Dörfern. Er war Brennpunkt des sozialen Lebens, Marktplatz und Trockenplatz für Wäsche. «Friedhof» bezeichnete unabhängig von seiner Bestattungsfunktion «Asyl im Umkreis der Kirche» (63) (S. 84). Diese Selbstverständlichkeit des Umgangs mit Sterben und Tod, änderte sich abhängig von religiösen und gesellschaftlichen Strömungen. Es gab aber auch Berührungsängste mit den Toten, da diese zeitweise als unrein galten. Tatsächlich waren sie im 18. Jahrhundert in Paris Ursache der Ausbreitung der Pest, so dass diese Erkenntnis zu neuen Bestimmungen für die Anlage von Gräbern führte (63) (S. 630).

Die Beerdigung des Kindes in der Urne oder im Sarg ist für die Trauerarbeit ein wichtiges Ritual. Je nach Ort der letzten Ruhestätte für das Kind, stellen sich in der Folge Fragen zu einem Grabmal oder einem Grabstein. Manche Familien entscheiden, die Urne des Kindes zunächst zu Hause aufzubewahren, um die Nähe des Kindes aufrechtzuhalten oder um frei zu bleiben für den Ort der «letzten Ruhestätte». Für die Wahl eines Grabmals haben Familien Zeit, dieses kann auch erst nach einigen Jahren gesetzt werden. Die Bestattungsämter stehen für Beratungen zur individuellen Gestaltung des Grabes zur Verfügung.

Du bist ein Schatten am Tage,
Und in der Nacht ein Licht;
Du lebst in meiner Klage,
Und stirbst im Herzen nicht.

Wo ich mein Zelt aufschlage,
Da wohnst du bei mir dicht;
Du bist mein Schatten am Tage,
Und in der Nacht mein Licht.

Wo ich auch nach dir frage,
Find' ich von dir Bericht,
Du lebst in meiner Klage,
Und stirbst im Herzen nicht.

Du bist ein Schatten am Tage,
Doch in der Nacht ein Licht;
Du lebst in meiner Klage,
Und stirbst im Herzen nicht.

Friedrich Rückert, Kindertodtenlieder (64)

Kapitel 11: Trauer

Gedicht von Erich Fried (65)

Dich

Dich nicht näher denken
und dich nicht weiter denken
dich denken wo du bist
weil du dort wirklich bist

Dich nicht älter denken
und dich nicht jünger denken
nicht grösser nicht kleiner
nicht hitziger und nicht kälter

Dich denken und mich nach dir sehnen
dich sehen wollen
und dich liebhaben
so wie du wirklich bist

Ein Kind zu verlieren gehört zu den schwersten Schicksalsschlägen, die einen Menschen treffen können. Nichts wird mehr sein wie es vorher war. Eine unschließbare Lücke entsteht, ganz unabhängig davon wie lange ein Kind gelebt hat. Dieser Schicksalsschlag ist mit einem tiefen, auch körperlich empfundenen Schmerz verbunden. Die Zeit der Trauer ist ein Prozess, häufig ein Kampf und immer harte Arbeit, die von dem ohnehin Geschwächten ein Höchstmaß körperlicher Energie abverlangt. Sigmund Freud sprach von «Trauerarbeit», ohne damit das Kräftezehrende zu meinen, sondern eher

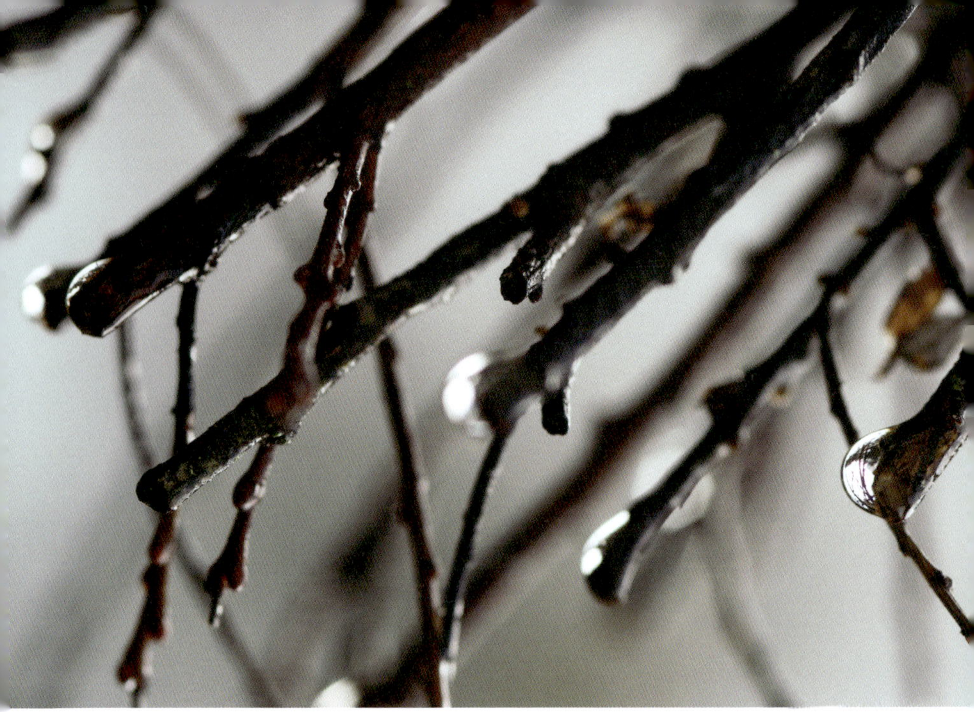

den Prozess, der Menschen Trauer innerlich bewältigen lässt (66). Trauer lässt sich überwinden, aber zunächst ist sie einfach da und dies mit immenser Kraft, über eine lange, unendlich lange Zeit.

Die Trauer beginnt häufig schon mit der Ahnung oder schließlich dem Wissen, dass es keine Heilungsaussicht mehr gibt und dass das Leben des Kindes ein viel zu frühes Ende nehmen wird (antizipatorische Trauer). Doch trotz dieses Wissens, entwickeln viele Menschen Strategien dem Unausweichlichen zu entfliehen. Die Hoffnung auf ein Wunder ist eine dieser Strategien und nicht unbedingt Ausdruck eines fehlenden Realitätsbewußtseins. Eine andere ist, die verbleibende Zeit ganz bewusst zu genießen: noch eine kleine oder größere Reise als Familie zu unternehmen, ein besonderes Event zu organisieren oder ein Fest zu machen (siehe auch Angaben und Links zur Schweiz – Sternschnuppe). Die Energie, die Fantasien und der Mut, diese letzte Zeit in vollen Zügen zu genießen, sind künstlerisch wunderschön dokumentiert. Ein Beispiel ist der Film «The Bucket List» (Das Beste kommt zum Schluss) von Rob Reiner aus dem Jahr 2007 mit den Hauptdarstellern Jack

Nicholson und Morgan Freeman: Der Klinikbesitzer und Milliardär Edward Cole und der hochgebildete schwarze Automechaniker Carter Chambers, beide an Krebs erkrankt, liegen im gleichen Krankenzimmer. Chamber beginnt eine Liste zu machen, von Dingen, die er vor seinem Tod noch erleben möchte und Cole steigt schließlich mit ein. Eine kurze, aber innige Freundschaft beginnt. Dies ist ein unglaublich berührender, aber auch witziger und mutmachender Film, der eine Idee vermittelt, wie ein «Trotzdem» gelingen kann. Weitere Beispiele sind die in der Literaturliste aufgeführten und beschriebenen Jugendbücher von John Green und Sally Nicholls oder auch «Dienstags bei Morrie: Die Lehre eines Lebens» von Mitch Albom (siehe Belletristik).

Nach dem Tod des Kindes bekommt die Trauer eine andere Prägung. Das Unfassbare ist tatsächlich eingetreten und alles, was zuvor war, lässt sich durch nichts zurückholen. Der irische Schriftsteller C. S. Lewis beschreibt die eigene Trauer über den Tod seiner Frau in seinem Buch «A grief observed». Schon der Titel bringt zum Ausdruck, dass es **eine** Trauer (a grief) ist und nicht **die** Trauer, wie es leider der deutsche Titel des Buches vermuten lässt («Über die Trauer»). Es ist das Zeugnis seiner ganz persönlichen Trauer, die keinen Anspruch auf Allgemeingültigkeit erhebt. Trotzdem werden sich Leser und Trauernde darin wiederfinden können. Lewis geht auch auf seine Vorstellung über eine trauernde Mutter ein, die die Befindlichkeit vieler Eltern widerspiegelt: «Das mütterliche Glück geht verloren. Nie, an keinem Platz, zu keiner Zeit wird sie ihren Sohn auf ihrem Schoß halten, ihn baden, ihm eine Geschichte erzählen oder für seine Zukunft planen und ihre Enkelkinder sehen.» (S. 26/27).

11.1 «Klassische» Trauerphasen

Es gibt keine Anleitung zur Trauer. Sie ist vielmehr ein einzigartiger Prozess, den jeder davon betroffene Mensch auf sehr individuelle Weise durchlebt. Dennoch belegt eine vielfältige Forschung zu diesem Thema, dass es typische Verlaufsformen von Trauer gibt, die der individuellen und besonderen Trauer jedes Einzelnen zu Grunde liegt. Ich werde im Folgenden auf einige Forschungsergebnisse eingehen, weil ich meine, dass sie helfen können, das eigene Erleben besser zu verstehen.

Elisabeth Kübler-Ross, Verena Kast und andere unterscheiden vier Phasen. Die klassischen Modelle wurden teilweise überbewertet oder missverstanden, weil man sie als einen kontinuierlichen, linearen Prozess interpretierte: der Trauernde durchlaufe diese Phasen, eine um die andere, und am Ende (nach einem Jahr) sei die Trauer abgeschlossen. Doch weder Kübler-Ross noch Kast oder andere nach und vor ihnen sind von einem sequentiellen und strikt zeitlich begrenzten Prozess ausgegangen. Sie haben vielmehr versucht, dem ganz normalen Chaos der Trauer eine gewisse Ordnung zu geben, die Trauernden und Menschen, die sie begleiten, helfen soll sich zu orientieren. Die vier Phasen nach Verena Kast werden exemplarisch beschrieben und erläutert (67):

1. Die Phase des **Nicht-wahrhaben-Wollens** ist durch eine Empfindungslosigkeit charakterisiert. Nicht-wahrhaben-Wollen wird nicht als eine vollständige Verdrängung der Tatsache des Todes verstanden, sondern als Abwehr gegen die emotionale Überwältigung durch die starken Gefühle, die die Wahrnehmung deutlich beeinträchtigen. Diese Phase kann über mehrere Tage anhalten.

2. Die Phase der **aufbrechenden Emotionen** ist geprägt von Wut, Zorn, Angstgefühlen und Ruhelosigkeit. Kast schreibt, dass Wut, Zorn und Schuldgefühle besonders stark ausgeprägt sind, wenn Menschen in jungem Alter oder plötzlich sterben. Statt von «aufbrechenden» Emotionen, könnte man auch von unerwarteten Gefühlsausbrüchen sprechen, die den Alltag zur Tortur machen können. So berichten trauernde Eltern von Ereignissen in Alltagssituationen – beispielsweise ein Lied, das sie im Supermarkt hören –, die sie (völlig unerwartet) an das verstorbene Kind oder bestimmte Situationen erinnern und sie in einen Schockzustand

versetzen, der sie handlungsunfähig macht. In der Folge kann dies zur Vermeidung solcher Alltagssituation führen und damit zu einer zunehmenden Isolation.

3. Die Phase des **Suchens und Sich-Trennens** wird von Kast so verstanden, dass sich der Trauernde im Suchen immer mehr darauf «vorbereitet», den Verlust in seiner Endgültigkeit zu akzeptieren. Dies geschieht nicht im Sinne eines «Verloren-gehens», sondern indem die Beziehung zum Verstorbenen als etwas zum Leben Gehörendes verstanden wird. In dieser Erklärung scheint die Beziehung zu einem erwachsenen Menschen, beispielsweise zu einem Lebenspartner oder einer ins Alter gekommenen Mutter im Vordergrund zu stehen. Die Beziehung zum eigenen Kind lässt sich meist nicht in dieser «Rationalität» beschreiben.

4. Die Phase des **neuen Selbst- und Weltbezugs** beschreibt die Zeit, in der nicht mehr alle Energie auf den Verstorbenen und den Verlust ausgerichtet ist und das Selbstvertrauen und die Selbstachtung langsam wiederkehren. Kast betont, dass es auch in dieser Phase zu «Rückfällen» in bereits durchschrittene Phasen kommen kann. Dieser Rückfall ist dann meist mit einem hohen Maß an Zweifel und Verunsicherung verbunden. Berichte vieler Eltern bestätigen dies, da sie oft vor allem das zweite Jahr nach dem Tod des Kindes noch schwieriger und schmerzvoller empfinden als das erste.

11.2 Trauer nach dem Tod eines Kindes

Viele trauernde Eltern finden sich in den aufgeführten Phasen nicht wieder, da sie ihnen nicht die ersehnte Orientierung vermitteln. In der vorwiegend englischsprachigen Fachliteratur zu spezifischen Aspekten der Trauer nach dem Tod eines Kindes werden diese Diskrepanzen und auch andere Modelle beschrieben. Auf zwei gehe ich näher ein. Ich habe sie in **Tabelle 11-1** gegenüber gestellt. Dabei unterteile ich die benannten Phasen in «Akute Trauer» und «Der lange Weg der Trauer».

Ich habe eingangs schon darauf hingewiesen, dass es grundsätzlich wichtig ist, diese Einteilungen wirklich nur als ein Hilfsmodell zu verstehen und sich bewusst zu sein, dass jeder Trauernde seinen eigenen Weg in dem von ihm bestimmten Tempo geht. Weiterhin gehen alle Modelle davon aus, dass sich die einzelnen Phasen, egal wie man sie nennt, wiederholen können. Die Wiederkehr erfolgt nicht in einem bestimmten Rhythmus und die Zeitdauer der ein-

Tabelle 11-1: «Trauer-Ordnungen» nach dem Tod eines Kindes

<table>
<tr><th>Tracy Dowling
(nimmt Bezug auf Trauermodelle von Dennis Klass und Colin Murray Parkes)</th><th>Ruthmarijke E. W. Smeding
«Trauer erschließen – Die Gezeiten der Trauer»®</th></tr>
<tr><td>Newly bereaved (Die akute Trauer)
• Gefühle des «Nicht-wahr-Seins», als würde das Leben still stehen.</td><td>Die Januszeit
• Gefühl «es wird nie besser»
• Ziel: Wucht des Verlustes aushalten, Rückeroberung des Alltags
[Dauer 4–6 Monate, aber auch länger]</td></tr>
<tr><td>Into their grief (In der Trauer leben)
• Die Komplexität der Trauer, der Bindung zum gestorbenen Kind kann mit anderen geteilt werden (Bsp. Trauerseminare).
• Zurückgehende Isolation.</td><td rowspan="2">Die Labyrinthzeit
• Der Verlust wird in seiner ganzen Tragweite erlebt.
• Entwicklung neuer Fähigkeiten.
• Beginn einer Neuorientierung auf neu entstehendem Weg ohne das gestorbene Kind.</td></tr>
<tr><td>Well along in their grief (Mit der Trauer leben)
• Neues Gleichgewicht finden.
• Die Bindung zum gestorbenen Kind verändert sich.
• Trauer leben, sich aber auch «Auszeiten» erlauben.</td></tr>
<tr><td>Resolved as much as it will be (Die bearbeitete Trauer)
• Die Trauer bleibt, aber sie ist anders geworden.
• Der Schmerz der Trauer verändert sich, kann auch als Energie für anderes genutzt werden.</td><td>Die Regenbogenzeit
• Das Befinden des Trauernden hat sich verbessert. Das Leben wird wieder lebenswert.
• Der Trauerweg wird «abgeschlossen».
• Trotzdem kann es noch zu Trauerreaktionen kommen.</td></tr>
</table>

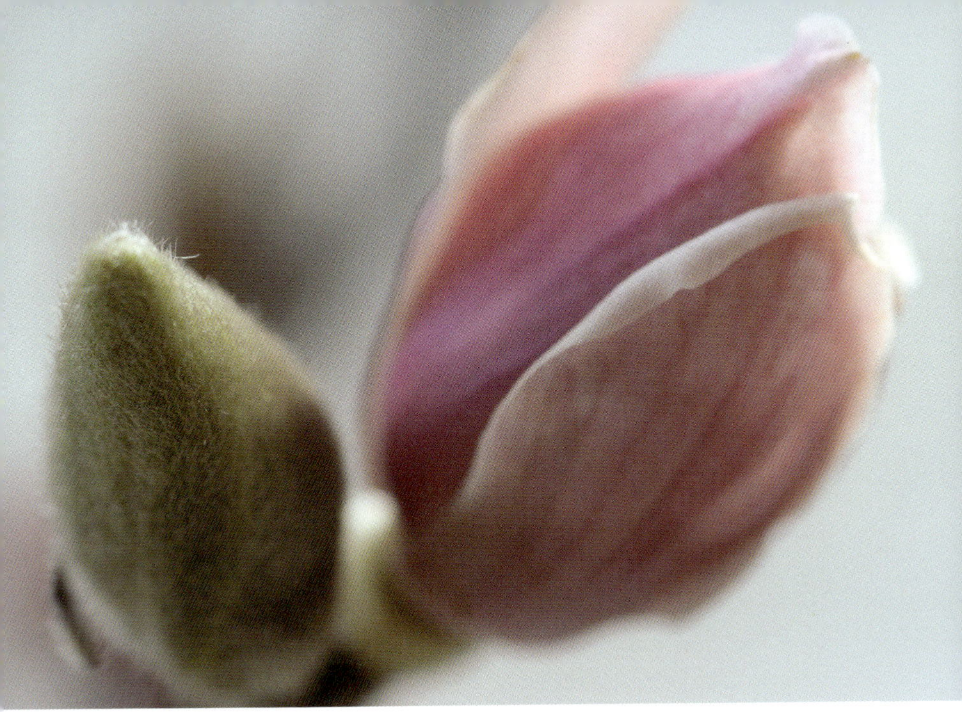

zelnen Phasen kann sehr unterschiedlich sein. Dies bedeutet, dass Trauernde immer wieder mit Unvorhersehbarem konfrontiert werden. Mit der Zeit lernen sie jedoch, diesen Situationen gewachsen zu sein. Daraus kann für manche das von Ruthmarijke Smeding entwickelte Bild des Trauerweges werden (68):

> «Das Loch, in das ich fiel, wurde zur Quelle, aus der ich lebe.»

11.2.1 Akute Trauer

Die unmittelbare, die akute oder erste Trauer lässt sich als ein «Dauer-Ausnahmezustand» beschreiben, die einem Schockzustand gleicht, auf den vielfältige, oft schwer zu kontrollierende Gefühle des Nicht-wahrhaben-Wollens, der Erstarrung, Leere, Wut, Enttäuschung und Sinnlosigkeit, oder das Gefühl «verrückt» zu werden folgen: Erschrecken über das eigene Rufen «Komm zurück!». Ein Hadern mit Gott. Sich von der Welt verlassen und verraten fühlen. Das Gefühl, von der Welt wie durch eine Wand getrennt zu sein. All diese ver-rückten Gefühle gehören zur «normalen» Trauer und sind nicht etwa als Ausdruck einer beginnenden Krankheit zu verstehen. Wenn eine bewusste Vorbereitung auf den Tod möglich war, kann zunächst ein Gefühl der Erleichterung über das Ende des Leidens bestehen, das von den genannten Gefühlen oder auch von einer Gefühlsleere begleitet sein kann. Viele fühlen sich in den ersten Tagen, Wochen und Monaten unendlich erschöpft. Sie empfinden den auch von C.S. Lewis beschriebenen körperlichen Schmerz oder Angst. Der Erschöpfung kann eine energiegefüllte Zeit vorausgehen, die von einer betroffenen Mutter als «unwillkommene Energie» bezeichnet wurde (69). Im weiteren Verlauf können vorher nie dagewesene Ängste und eine Vielzahl körperlicher Symptome wie Schlaflosigkeit, Überempfindlichkeit, Appetitlosigkeit, oder ein ungebremstes Bedürfnis zu essen auftreten.

Smeding beschreibt dies als «Januszeit»: die Zeit, die sich in den zwei Gesichtern des römischen Gottes Janus wiederspiegelt, – eines vorwärts- und eines rückwärtsgewandt (70). Das «Vorher» ist in den Erinnerungen noch sehr deutlich da und doch ist das «Du» des verstorbenen Kindes nicht mehr da. Aus dem Hinterbliebenen muss ein Hierbleibender werden und das bedeutet, eine neue Wirklichkeit mit neuen Möglichkeiten entstehen zu lassen. Den Alltag in dieser Zeit so gut wie möglich zu meistern, kann bereits ein Gefühl von Halt vermitteln. Vieles orientiert sich weiter an der Zeit und dem gelebten Alltagsrhythmus mit dem verstorbenen Kind. Hinzu kommen Festtage ohne das Kind, der erste Geburtstag oder der Todestag, oder der Zeitpunkt der Diagnose; sie stellen die trauernde Familie während mehrerer Jahre vor schwierig zu bewältigende Aufgaben (71). Familien gehen sehr unterschiedlich mit solchen Jahres- und Festtagen um. Ein Richtig oder Falsch gibt es nicht. Wichtig ist jedoch, dass alle Rituale in Abstimmung mit der gesamten Familie und vor allem mit den Geschwistern erfolgen. Zusätzlich muss mit Unvorhergesehenem gerechnet werden, sei es, dass das vorbereitete Weihnachtsmal plötzlich zu einer unüberwindbaren Hürde wird oder der geplante

Geburtstag nicht so gelingt wie geplant. Vor allem mit kleinen Kindern in der Familie, ist es wichtig, sich auf solche Situationen vorzubereiten und beispielsweise, einen Verwandten zu beauftragen, einzuspringen, falls man sich selbst der Situation plötzlich nicht mehr gewachsen fühlt.

In dieser ersten Zeit zieht sich der soziale Radius häufig sehr eng um die eigene Familie, oder um das eingeführte «Das Loch, in das ich fiel ...». Noch ist es nicht möglich, «darüber» zu sprechen oder anderen zuzuhören, die Ähnliches erlebt haben. Diese Wege, des «Vorwärts» erschließen sich erst langsam, nach einigen Monaten. In den ausgewählten Modellen wird dies «Into their grief» (die Trauer wird angenommen) (69) oder «Die Labyrinthzeit» (70) genannt. Smeding bezeichnet diese Zeit als den längsten Teil des Trauerweges: die Tragweite des Verlustes wird erkannt und gleichzeitig kann neben wiederkehrenden Einbrüchen, im Sinne eines Auf und Ab, auch eine Neuordnung entstehen. Die Irrwege des Labyrinths versinnbildlichen dies. Nach Young und Smeding sind für diese zweite, noch frühe Phase der Trauer Trauerbegleitung, Unterstützung oder Selbsthilfegruppen hilfreich.

In dieser zweiten, vereinzelt auch schon in der ersten Phase der Trauer kann es auch fröhliche Momente geben, – weit weg vom verstorbenen Kind oder im Zusammenhang mit ihm. Dies kann bei manchen Erwachsenen, aber auch jugendlichen Geschwistern zu Schuldgefühlen dem verstorbenen Kind gegenüber führen. Allerdings äußern manche Kinder vor ihrem Tod sehr deutlich, oder lassen sich sogar versprechen, dass Eltern und Geschwister nicht traurig sein sollen. Fröhlichkeit kann auch als Zeichen, einer sich öffnenden, sich vorsichtig verändernden Trauer verstanden werden. In der Trauerforschung wird dies als duales Prozessmodell der Trauer (54) bezeichnet, also eine Strategie eines «Sowohl-als-auch», womit eine Veränderung der Trauer und eine Orientierung nach außen möglich wird. Manche Eltern nennen das, «Auszeiten von der Trauer nehmen». Dieses «Sowohl-als-auch» kennzeichnet den Übergang in die von mir bezeichnete Phase «Trauer – eine Begleiterin».

11.2.2 Der lange Weg der Trauer – Trauer als Begleiterin

«Die Zeit heilt Wunden» – soll sie das überhaupt? Gibt es nicht viel eher die Sorge, dass die tiefe Verbundenheit, die auch durch den Schmerz genährt wird, abbrechen könnte? David Grossmann schreibt am Anfang seines Buch «Aus der Zeit gefallen», was nach dem Tod seines Sohnes Uri (in den letzten Stunden des Libanon-Krieges 2006 gestorben) entstand: «Er ist tot, er ist tot, aber sein Tod ist nicht tot.» In einem Interview (72) sagt er: «Darum geht es, sich zu erinnern und trotzdem weiterzuleben. Das erfordert immense Kräfte. Du musst vergessen können, ohne zu töten – und du musst dich erinnern, ohne daran zugrunde zu gehen. Das ist ein sehr schmaler Grat.»

Wie also gelingt es Familien, in ein Leben zurück zu finden, in dem es auch Wohlbefinden gibt, in dem der Schmerz der Trauer – das Loch – zur Quelle werden kann? Sicherlich spielen dabei viele Faktoren eine Rolle: Was ist rund um den Tod des Kindes passiert? Wie gut fühlte sich der Trauernde oder die Familie von seinem Umfeld getragen? Welche zusätzlichen Kränkungen gab es im Zusammenhang mit der Krankheit, der letzten Lebensphase und dem Tod des Kindes, und welche weiteren Folgen hat der Tod des Kindes für den einzelnen wie die Familie als Ganzes? Die Folgen werden dann als «sekundäre» Verluste bezeichnet.

In dem von Seelsorgern verfassten Buch «Kostbare Zeit – Was Eltern erleben, wenn ihr Kind stirbt» (73) berichten Eltern über ihre Erfahrungen rund um den Tod ihres Kindes und wie ihr Leben «danach» weiterging. Wichtig für die Vorbereitung auf den Tod und dessen Verarbeitung waren Erlebnisse während der häufig nur kurzen Zeit der Krankheit: gab es genügend Informationen über die Erkrankung des Kindes und die Prognose über den Verlauf? War die Umgebung (Ärzte, Pflegefachpersonen, aber auch Freunde und Verwandte) in der Lage, der Besonderheit der Situation Rechnung zu tragen? Weiterhin waren das Abschied nehmen und die Zeit mit dem verstorbenen Kind von großer Bedeutung. Erinnerungen und «Erinnerungsstücke» wie Fotos waren wichtig, um die «Verbindung» zum gestorbenen Kind aufrechtzuerhalten. Im Rückblick konnten viele Eltern positive Veränderungen ihrer Trauer wahrnehmen, die ein Leben «danach» ermöglichten. Ein Leben, das völlig anders geworden war, unvergleichbar mit allem, was vor dem Tod des Kindes als selbstverständlich galt. Manche Eltern berichteten, ängstlicher, verletzlicher, aber auch sehr viel dankbarer geworden zu sein. Respekt und Ehrfurcht vor der Natur und Anerkennung der Grenzen des medizinisch Möglichen bekamen mehr Bedeutung, vielleicht in dem Sinn, dass ein stärkeres Bewusstsein dafür entstand. Eltern berichten von ihrer Partnerschaft, dass der schwere Verlust und die Trauer sie zusammengeschweißt haben. Ähnliche Beobachtungen finden sich auch in der internationalen Fachliteratur.

Sekundäre Verluste. Sie sind wahrscheinlich für Familien, die ein schwerbehindertes Kind verloren haben von besonderer Bedeutung. Mit dem Tod des Kindes geht eine über viele Jahre entstandene, lebensausfüllende Aufgabe verloren. Die Betreuung eines schwerbehinderten Kindes und auch anderer schwerkranker Kin-

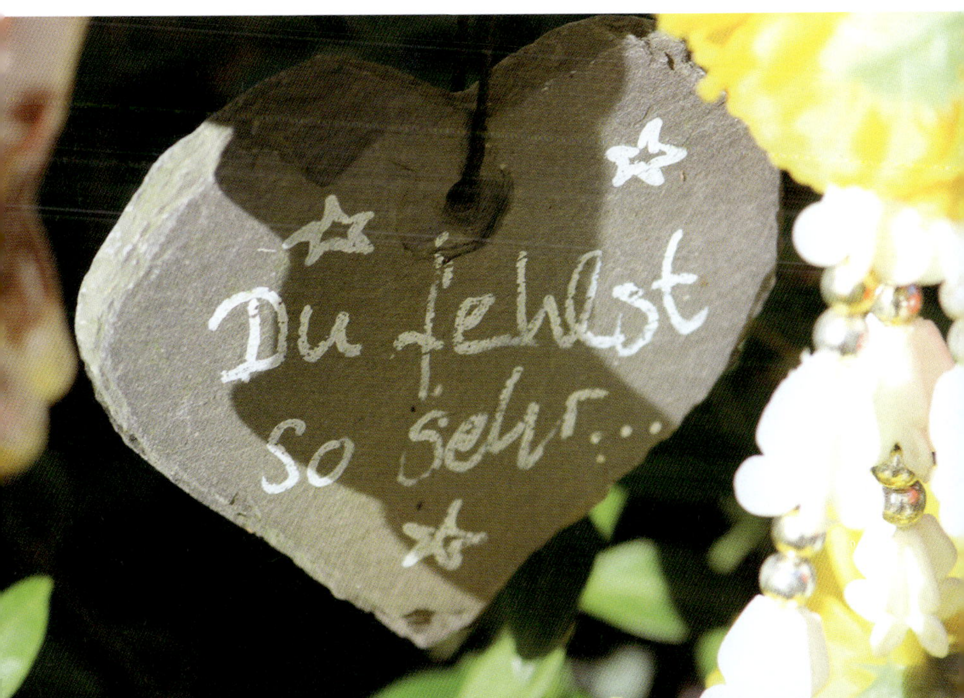

der involviert in der Regel ein großes Betreuungsteam, das tagtäglich ein und ausgeht. Auch dieses fehlt, von einem Tag auf den anderen. Weniger ausgeprägt beschreiben dies auch Familien, die über viele Wochen mit ihrem Kind auf einer Bettenstation waren und diese zu einem «zweiten Zuhause» geworden ist. All die Menschen, zu denen man eine Beziehung aufgebaut hat, die die Wirklichkeit der Krankheit des Kindes unmittelbar teilten, fallen nun weg.

Die letzte Stufe der Trauer, die von Smeding «Regenbogenzeit» genannt wird (74) und im Englischen Aspekte der Auflösung (resolved as much as it will be) beinhaltet, bedeutet, den Verstorbenen in das weitere Leben zu integrieren und eine Perspektive für die Zukunft zu schaffen. Auch in dieser Zeit kann es Momente tiefer Traurigkeit geben, die aber nicht mehr vom ursprünglichen, alles vereinnahmenden Schmerz begleitet wird.

Die Dauer der Trauer ist nicht als solche zu bestimmen. Sie verändert sich im Laufe der Zeit. Ein wesentliches Merkmal einer «gelungenen» Trauerarbeit ist es, wenn die Erinnerung an den Verstorbenen nicht mehr von einem akuten Schmerz begleitet ist. Einen Abschluss des Trauerweges zu suchen, heißt, nicht den Verstorbenen zu vergessen, sondern weiterzuleben und sich für Neues zu öffnen.

> «Trauer braucht Zeit – wir kürzen sie nur um den Preis ab, dass sie wieder kommt.» (Wilhelm Schmid, Philosoph aus Berlin, Vortrag am Kinderspital Zürich, 2012)

11.3 Jeder trauert anders

Trauer ist bei jedem Menschen anders; jeder geht für sich einen eigenen unterschiedlich langen Weg. Dieser Weg kann eher Labyrinthen gleichen und je nach Begebenheit des Weges, innerhalb oder außerhalb des Labyrinths, verändert sich die Trauer. Die Einzigartigkeit jeder Trauer bedeutet, dass jeder Mensch seine eigene Trauer in einem eigenen Rhythmus und Tempo lebt und beispielsweise Geschwisterkinder ihre Trauer anders leben als die Eltern des verstorbenen Kindes, die Mutter anders als der Vater. Diese Tatsache gilt es, zu beachten und zu respektieren.

Für Eltern können das Wissen und die Anerkennung, dass der Partner möglicherweise anders mit der Trauer umgehen wird, bereits zu großer Erleichterung und Entspannung führen. Aus Untersuchungen und Gesprächen mit Eltern geht hervor, dass Mütter häufig das Bedürfnis haben, sich mitzuteilen und über ihre Trauer und die Erlebnisse mit dem Kind immer wieder zu reden. Väter hingegen suchen in ihren Strategien meist weniger mitteilsame Wege, ziehen sich eher zurück und klären Fragen für sich. Das bedeutet nicht, dass sie weniger stark trauern. Sich hier als Paar – in einer Zeit hoher Verletzlichkeit – zu finden und zu verstehen, ist schwierig. Die Unterschiedlichkeit von Paaren kann gerade dann zu Missverständnissen, zusätzlichen Belastungen und den zuvor genannten «sekundären» Verlusten führen.

Zwei Studien aus Belgien untersuchten Besonderheiten der Kommunikation zwischen Paaren nach dem Tod ihres Kindes (75, 76). Dazu wurde mit wenigen Paaren über mehrere Sitzungen diskutiert, wie sie mit dem Tod des Kindes und ihrer Trauer als Einzelne und als Paar umgegangen sind. Die Frage war, welche Rolle Kommunikation beim Paar spielt und wie das Paar mit möglichen Ungleichgewichten ihrer Bedürfnisse und Erwartungen umgeht? Eine Mutter drückte dies so aus:

> «Wir blieben stumm über das Unsagbare. Es ist eines der größten Paradoxe, mit denen ich in all meinen Überlegungen kämpfe: Das Stereotyp, dass ‹Worte versagen› ist völlig richtig, aber – zumindest in unserer Kultur – sind genau diese Worte der einzige Weg, nicht den Kontakt zu allen zu verlieren. […] Der einzige Grund zu reden ist, dass Brücken entstehen, Momente geschaffen werden, um eine Verbindung herzustellen.»

Eine relativ neue Erkenntnis dieser Untersuchungen ist, dass Paare, die wenig über den Tod des Kindes und ihre Trauer sprechen, sich aber über diesen Umstand austauschen konnten, gut damit zurechtkamen. Reden ist wichtig, um Bedürfnisse und aktuelle Befindlichkeiten mitzuteilen, aber nicht zwingenderweise, um sich über die Gefühle der Trauer auszutauschen. Nichtreden kann auch bedeuten, mit seinen Gedanken an das verstorbene Kinder lieber allein zu sein, oder die eigenen Gedanken und Gefühle dem anderen nicht zumuten zu wollen. Für mich erscheint dabei wichtig zu sein, nicht nur das «es wird geredet» oder «es wird nicht geredet» zu sehen, sondern die Gründe dahinter kennenzulernen. Ein Paar der zitierten Studie schrieb sich beispielsweise Briefe und blieb in einem sicheren, wenn auch nicht verbal geführten Kontakt. Solange dieses Vertrauen und andere Möglichkeiten des Kontaktes bestehen, ist ein Paar wahrscheinlich nicht in Gefahr, sich ganz aus den Augen zu verlieren. Sich dessen bewusst zu sein, kann vielleicht davor schützen, sich über das fehlende und doch ersehnte Gespräch mit dem Partner kränken zu lassen.

11.4 Was in der Trauer hilfreich ist

Einige Aspekte wurden bereits im Zusammenhang mit den Trauerphasen erwähnt. Für die Person oder die Familie, die gerade einen schweren Verlust erlebt hat, ist von zentraler Bedeutung, dass alle im sozialen Umfeld bereit sind, da zu sein, zu tun und nicht zu fragen und ja nicht aufzufordern, die Trauernden mögen sich doch melden, wenn sie Hilfe brauchen. Der Trauernde hat dazu keine Kraft. Die heiße Suppe zu bringen, auch wenn sie nicht gegessen wird, einen Spaziergang anzubieten und wieder anzubieten, auch wenn er einige Male abgelehnt wurde, den Wäschekorb mitzunehmen, sind Gesten, die dann doch als hilfreich erlebt werden. Vielleicht kommt ein «Danke» dafür erst sehr viel später; hierauf darf man als Helfender nicht warten. Menschen in einer solchen Ausnahmesituation sind häufig nicht in der Lage, sich zu bedanken und manchmal lehnen sie auch Hilfe ab, weil es ihnen unangenehm ist, keine Kraft für ein «Danke» zu haben.

Für Eltern, die mit dem Tod ihres unheilbar kranken Kindes rechnen müssen, ist es wichtig, neben der aufopfernden Pflege, sich immer wieder kleine Bereiche für sich selbst zu schaffen. Diese «Inseln» sind in der Zeit nach dem Verlust, die ersten kleinen Saatkörner, die ein Leben ohne das Kind wieder möglich werden lassen. Beziehungen zu anderen Menschen, aber auch Tätigkeiten, die einmal im Leben Bedeutung hatten, kamen lange zu kurz. Sie bewusst wieder aufzunehmen, kann Halt geben und ein erster Schritt zurück in ein Leben ohne das geliebte Kind sein.

Der ganz normale Rhythmus des Alltags ist kurz nach dem Tod eines Kindes kaum möglich. Auch diesen wieder aufzunehmen, ist wichtig. Dazu gehören zunächst die ganz banalen Dinge, wie eine Spülmaschine ein- und auszuräumen, Betten zu machen, Einkaufen zu gehen. Die Mutter aus dem bereits zitierten englischen Buch, hat sich mit einer «20-Minuten-Strategie» geholfen (69): In Momenten, in denen sie plötzlich von der Trauer überwältigt wurde, teilte sie ihre Zeit in 20-minütige Abschnitte ein und zählte in ihnen die gut verbrachte Zeit oder dringend notwendige Tätigkeiten, in denen sie zum Beispiel den Rasen gemäht oder etwas in Garten oder Haushalt erledigt hatte. So wurden ihr die guten Abschnitte bewusst und sie konnte daran mit der Zeit auch Änderungen feststellen oder sich neue Ziele setzen.

Eine ähnliche Rolle spielen Rituale: Diese können in Verbindung zum verstorbenen Kind stehen, wie beispielsweise kleine Spaziergänge, die mit dem Kind gemacht wurden, nun ohne das Kind zu wagen, das Grab zu besuchen oder etwas für die Schule des Kindes zu backen. Rituale können aber auch auf eigene, durch die Krankheit zu kurz gekommene Tätigkeiten zurückgreifen, wie ein Abend in der Badewanne mit einem schönen Buch, Kerzen und Musik, oder ein Nachmittagskaffee mit der Nachbarin.

11.5 Wenn das einzige Kind stirbt

Das einzige Kind zu verlieren führt zu einer besonderen und höchst belastenden Konstellation. Eltern verlieren nicht nur das Kind, sondern auch ihre Identität und Rolle als Eltern. Noch Mutter sein, aber ohne Kind und ohne Aufgaben einer Mutter. Beide Eltern müssen sich vollständig neu orientieren. Studien zufolge gelingt dies besser, wenn das gestorbene Kind in dem Leben nach dessen Tod einen «Platz» behält (77). Das bedeutet, dass das Kind im Gespräch mit anderen weiter vorkommen darf. Es bedeutet auch, sich nicht zu sehr auf das Wort der anderen zu konzentrieren, sondern nach den eigenen Bedürfnissen zu handeln.

11.6 Die Verbindung zum verstorbenen Kind

Viele Trauernde erleben die Verstorbenen auf verschiedene Weise als präsent. Sie begegnen ihnen in Träumen, spüren ihre Gegenwart und glauben, sie zu sehen, hören oder von ihnen berührt zu werden (78/80). Sie haben Erscheinungen von ihnen und können sich dadurch getröstet fühlen – sie können aber auch beängstigen. In der älteren Trauerforschung wurden solche Erlebnisse als «Halluzinationen» und damit als krankhaft eingeordnet. Inzwischen ist man sich jedoch klar darüber, dass diese sehr häufigen Phänomene normal und absolut erklärlich sind und für den Trauernden eine positive Funktion haben können. Man kann sie mit dem naturgemäß vorhandenen und überlebensnotwendigen Bindungsverhalten der Menschen erklären, ohne das ein Kind zum Beispiel gar nicht lebensfähig wäre. Diese Bindung hört mit dem Tod nicht einfach auf. Der Verlust muss begriffen werden und wie Sigmund Freud (66) erklärt, die «Energie» (er nennt es das Libidinöse), die in diese Bindung naturgemäß gehört, muss sich im Prozess der Trauer langsam aus dieser Bindung zum verstorbenen Kind lösen und in andere, neue oder bestehende Bindungen, verlagert werden. Damit löst sich aber die naturgemäße Bindung nicht auf, sie verändert sich «nur». Die Energie wird frei für das Leben nach dem Tod des geliebten Kindes, auch wenn dies vielleicht erst viele Jahre später möglich ist. Dieser Prozess spiegelt sich in der von Verena Kast beschriebenen dritten und vierten Trauerphase (Suchen und Sich-Trennen und Selbst- und Weltbezug) wider. Der genannte Prozess

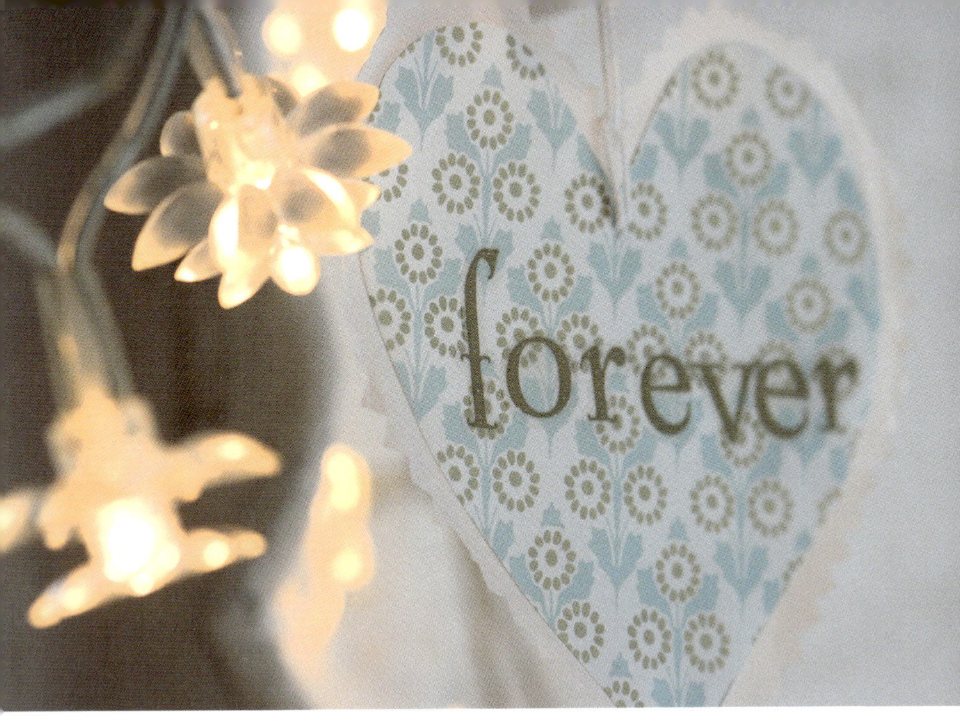

bildet einen Teil des Suchens, der zugleich Grundlage für den Mut eines vorsichtigen Sich-Trennens sein kann. Wenn es gelingt sich zu trennen, verändert sich das Gefühl zum Selbst und eine Orientierung nach außen wird neu wieder möglich. In den Zeugnissen von Eltern (73) berichtet eine Mutter (S. 106): «Jeder Tag bringt neue Erkenntnisse in mein Leben. Janina begleitet mich tagtäglich auf meinem Weg, sie ist immer bei mir – anders und es schmerzt, dies zu wissen, weil ich sie unendlich vermisse und dennoch bin ich froh, dass sie ohne Leid und Schmerzen ist, so wie ich ihr es gewünscht habe. Ich lache oft über sie und durch meine Erzählungen wird ihr Platz nie leer sein. […] Sie gibt mir Kraft und lässt mich mutig sein.» Darin zeigt sich, eine Ausbalancierung des schweren Verlustes, die aus der toten Tochter eine «bedeutsame Andere» (78) macht.

In diesem Bericht schwingt die Sorge mit, dass die Erinnerung verloren gehen könnte. In dem bekannten Lied «Tears in Heaven» von Eric Clapton über den tragischen Tod seines Sohns Conor kommt es ebenfalls zum Ausdruck.

Tears in heaven	**Tränen im Himmel**
Would you know my name if I saw you in heaven, Would it be the same if I saw you in heaven	Würdest du meinen Namen kennen, wenn ich dich im Himmel sähe? Würde es dasselbe sein, wenn ich dich im Himmel sähe?
I must be strong and carry on 'cause I know I don't belong here in heaven	Ich muss stark sein und weitermachen, weil ich weiß, ich gehöre noch nicht in den Himmel.
Would you hold my hand if I saw you in heaven, Would you help me stand if I saw you in heaven	Würdest du meine Hand halten, wenn ich dich im Himmel sähe? Würdest du mir beistehen, wenn ich dich im Himmel sähe?
I find my way through night and day 'cause I know I just can't stay here in heaven	Ich finde meinen Weg durch Nacht und Tag, weil ich weiß, ich kann noch nicht im Himmel bleiben.
Time can bring you down Time can bend you knees Time can break a heart Have you begging please … begging please	Die Zeit kann dich runterziehen, die Zeit kann dich in die Knie zwingen, die Zeit kann ein Herz brechen, so dass du nur noch bittend flehst … bittend flehst.
Beyond the door there's peace I'm sure and I know there'll be no more tears in heaven	Jenseits der Tür Herrscht Frieden, da bin ich sicher; Und ich weiß, dass es im Himmel keine Tränen mehr gibt.

11.6.1 Sigmund Freud: Ein Briefwechsel

«Gerade heute wäre meine verstorbene Tochter 36 Jahre alt geworden … Man weiß, dass die akute Trauer nach einem solchen Verlust ablaufen wird, aber man wird ungetröstet bleiben, nie einen Ersatz finden. Alles, was an die Stelle rückt, und wenn es sie auch ganz ausfüllen sollte, bleibt doch etwas anderes. Und eigentlich ist es recht so. Es ist die einzige Art, die Liebe fortzusetzen, die man ja nicht aufgeben will.» (81) (S. 222).

Dieser Ausschnitt aus dem eindrucksvollen Briefwechsel zwischen Sigmund Freud und dem sehr viel jüngeren Ludwig Binswanger (psychiatrische Privatklinik in Kreuzlingen am Bodensee) macht deutlich, dass es in der Trauerarbeit – früher wie heute – nicht um das Schließen von Lücken geht und auch nicht um das Auflösen einer Bindung. Vielmehr geht es in der Trauer darum, nicht «stecken zu bleiben» in der Erstarrung der «ersten» Trauer. Wenn es gelingt, die Verbindung zum verstorbenen Kind aus einer düsteren schmerzvollen und endlos erscheinenden Sehnsucht in einen Zustand zu übertragen, der zwar immer noch traurig machen, aber auch Trost spenden kann, kann von einer gewissen Auflösung der Trauer gesprochen werden. Das bedeutet nicht, dass die Trauer endet, aber sie verändert sich und erlaubt ein Weiterleben ohne das Kind. Manche Eltern beschreiben dies im Sinne einer Reifung. Während eines Trauerseminars berichtete ein Vater von seinem Stolz, den er für seinen verstorbenen Sohn, noch stärker als vor dessen Tod empfinde. Sein Sohn sei während seines letzten Lebensjahres sehr mutig gewesen, habe Dinge unternommen, die er früher eher ängstlich vermieden hätte. Er habe sichtlich die letzte Zeit so gut es ging ausgekostet. Im Rückblick sah der Vater darin, vor allem den Mut seines Sohnes, den er sich schließlich bewusst zum Vorbild machen und dadurch Trost finden konnte.

11.7 Wenn Trauer krank macht

Früher ging man davon aus, dass Trauer nach einem gewissen Zeitraum abgeschlossen sein muss. Davon ist man in den letzten Jahren zunehmend abgekommen. Kriterien einer krankmachenden Trauer sind viel mehr Fixierungen, die ein «Pendeln» nicht mehr möglich machen. Wenn es trauernden Menschen also nicht oder nicht mehr gelingt, zwischen Zeiten der Trauer und einem Alltagsleben hin und her zu wechseln, dann sollte dringend professioneller Rat gesucht werden. Das Verharren kann zu einem Wirklichkeitsverlust und zum Verlust der Anpassungsfähigkeit führen. Auch das andere Extrem, sich zu stark auf die Seite der Veränderung zu schlagen, und das Ereignis des Todes und dessen Auswirkungen zu verleugnen, kann zu einer tiefgreifenden und krankmachenden Abspaltung führen. Wenn die Rückkehr in den Alltag nicht gelingt, Trauernde den Arbeitsanforderungen nicht mehr gerecht werden, auch weil sie den Sinn in ihrer Arbeit nicht mehr finden können und eine Kündigung befürchtet werden muss, ist dies ernst zu nehmen. Auch auf der Ebene der Familie oder Partnerschaft kann es zu Belastungen kommen, wie beispielsweise eine Trennung des Elternpaars. Es ist bekannt, dass vor allem diese Trauernden ein deutlich erhöhtes Risiko für somatische und psychiatrische Erkrankungen haben. Aus diesem Grund sollte hier frühzeitige eine professionelle Unterstützung in Anspruch genommen werden.

Risikofaktoren (78)

- Unterdrückung, Vermeidung oder Verzögerung des Trauerns
- Zweifel am Tod des verstorbenen Menschen (Fehlen des Leichnams, das Kind wird vermisst und wurde nicht gefunden)
- Belastung durch andere noch unbewältigte Trauerfälle oder andere Krisen
- Lebensumstände, die die Trauer behindern (Krankheit, Notlagen, und anderes)
- Komplizierte Bindung zum Verstorbenen
- Fehlendes, unterstützendes soziales Umfeld
- Fehlende persönliche Bewältigungsressourcen
- Besonders problematische oder traumatisierende Todesumstände

Früher wurde von «pathologischer Trauer» gesprochen, wenn Trauer zu lange anhält, ungewöhnlich heftig ist, unterdrückt wird, verzögert oder gar nicht auftritt. Andere Begriffe sind komplizierte oder traumatische Trauer. Eine genaue Trennlinie kann nicht gezogen werden. Die folgende Definition komplizierter Trauer scheint mir einen adäquaten Rahmen zu stecken (82):

> «Eine Abweichung von der (kulturell erwarteten) Norm in Bezug auf die Dauer, Intensität spezifischer oder allgemeiner Trauersymptome.»

11.8 Persönliche Reifung

Viele Eltern können im Rückblick auf ihre Trauer sagen, dass sich ihre Lebenseinstellung durch diesen schweren Verlust verändert hat. Zum Teil setzen sie sich sehr viel intensiver mit ihrer Umgebung, mit ihrem Partner, der Familie und Freunden auseinander. Kerstin Lammer beschreibt, wie Betroffene nach einer solche Krise über die Integration der Trauer ihre innere Welt stärken und es damit zu einem Wachstum der Persönlichkeit kommen konnte. Dies kann sich ausdrücken in einer vertieften Fähigkeit zum achtsamen Umgang mit eigenen Gefühlen und einem hohen Maß an Empathie für andere.

> Nicht müde werden
>
> Nicht müde werden
> sondern dem Wunder
> leise
> wie einem Vogel
> die Hand hinhalten.
>
> Aus: Gesammelte Gedichte von Hilde Domin (83).

Glossar

CPAP-Maskenbeatmung

Continuous Positive Airway Pressure – eine Beatmungsform, bei der über eine Maske, die sehr eng (luftdicht) auf dem Gesicht sitzt, die eigene Atmung über eine Maschine unterstützt wird.

Dystonien

Unkontrollierbare, einschießende krampf- und wurmartige Bewegungen

ECMO

Extrakorporale Membranoxygenierung. ECMO ist eine intensivmedizinische Technik, bei der eine Maschine außerhalb des Körpers teilweise oder vollständig die Atemfunktion des Patienten übernimmt. Anders als bei der konventionellen Beatmung über einen Tubus, der in die Luftröhre (über Mund oder Nase) vorgeschoben wird, wird hierbei das Blut über die Kanülierung einer großen Vene nach außen geleitet und dort, anstatt über die Lunge, mit Sauerstoff versetzt. Bei einer geschwächten Pumpfunktion des Herzens, kann auch dieses entlastet und ein zweiter Kreislauf vorübergehend hergestellt werden.

Intubieren

Es wird ein Schläuchlein über die Nase oder den Mund in die Luftröhre gelegt und darüber die Lunge beatmet.

Kanüle
Röhrchen

PEG-Sonde
Perkutane endoskopische Gastrostomie. Die Sonde wird durch die Haut, die Bauchwand und die Magenwand direkt in den Magen gelegt.

Port à Cath
Zentralvenöser Verweilkatheter mit einem kleinen Reservoir, das unter der Haut liegt und so angestochen werden kann.

Literaturangaben

(1.) Pennington, M. (2001): Interpersonale Todeserfahrung: Gabriel Marcel. Memento mori. Eine Kulturgeschichte des Todes. Stuttgart: Kreuz Verlag GmbH: 88–91.

(2.) Craig, F.; Abu-Saad Huijer, H.; Benini, F.; Kuttner, L.; Wood, C.; Feraris, P. C. et al. (2008): IMPaCCT: standards of paediatric palliative care. Schmerz. 2008 Aug; 22 (4): 401–408.

(3.) Together for Short Lives. Categories of life-limiting and life-threatening Conditions. Bristol 2012 [01.07.2013] Online-Zugriff: http://www.togetherforshortlives.org.uk/professionals/childrens_palliative_care_essentials/approach.

(4.) Inglin, S.; Hornung, R.; Bergstraesser, E. (2011): Palliative care for children and adolescents in Switzerland: A Needs Analysis across three Diagnostic Groups. Eur J Pediatr. 2011 Aug; 170 (8): 1031–8.

(5.) Bachmann, I. (1978): Reklame. Sämtliche Gedichte. 8. Aufl. München: Piper Verlag: 124.

(6.) Medizinisch-ethische Grundsätze der SAMW (2005): Recht der Patientinnen und Patienten auf Selbstbestimmung. Basel: Schweizerische Akademie der Medizinischen Wissenschaften.

(7.) Staubli, G. (2009): Das Kind als Patient – Unmündigkeit bedeutet nicht fehlende Urteilsfähigkeit. In: Meier-Allemndinger, D.; Baumann-Hölzle, R. (Hrsg.): Der selbstbestimmte Patient. Basel: Schwabe AG Verlag: 71–82.

(8.) Coyne, I.; Harder, M. (2011): Children's participation in decision-making: balancing protection with shared decision-making using a situational perspective. J Child Health Care. 2011 Dec; 15 (4): 312–9.

(9.) Coyne, I., Gallagher, P. (2011): Participation in communication and decision-making: Children and young people's experiences in a hospital setting. J Clin Nurs. Aug; 20 (15–16): 2334–43.

(10.) Rellensmann, G.; Hasan, C. (2009): Empfehlungen zum Vorgehen in Notfallsituationen. Monatsschrift Kinderheilkunde. 157: 38–42.

(11.) Fraser, J.; Harris, N.; Berringer, A. J.; Prescott, H.; Finlay, F. (2010): Advanced care planning in children with life-limiting conditions – the Wishes Document. Arch Dis Child. Feb; 95 (2): 79–82.

(12.) Hays, R. M.; Valentine, J.; Haynes, G.; Geyer, J. R.; Villareale, N.; McKinstry, B. et al. (2006): The Seattle Pediatric Palliative Care Project: Effects on family satisfaction and health-related quality of life. J Palliat Med. Jun; 9 (3): 716–28.

(13.) Stabenow, M. (2013): Senat billigt Gesetz. Belgien erlaubt Sterbehilfe für Kinder. Frankfurter Allgemeine Zeitung: 13.12.2013.

(14.) Bosshard, G.; Hurst, S. (2010): Suizidbeihilfe: Der Bund ist gefordert. Basel: Schweizerische Akademie der Medizinischen Wissenschaften (SAMW).

(15.) Hurst, S. A., Mauron, A. (2006): The ethics of palliative care and euthanasia: Exploring common values. Palliative medicine. Mar; 20 (2): 107–12.

(16.) Bürgin, D. (1978): Die ontogonetische Entwicklung der Konzepte von Leben und Tod. In: Bürgin, D. (Hrsg.): Das Kind, die lebensbedrohende Krankheit und der Tod. Bern: Verlag Hans Huber: 34–75.

(17.) Piaget, J. (2005): Der kindliche Animismus. Das Weltbild des Kindes. München: Deutscher Taschenbuch Verlag: 157–225.

(18.) Niethammer, D. (2008): Das sprachlose Kind. Vom ehrlichen Umgang mit schwer kranken und sterbenden Kindern und Jugendlichen. Stuttgart: Schattauer GmbH.

(19.) Piaget, J.; Inhelder, B. (2004): Die Psychologie des Kindes. 9. Aufl. München: Deutscher Taschenbuch Verlag.

(20.) Petermann, F.; Noeker, M.; Bode, U. (1987): Entwicklungs- und sozialpsychologische Grundlagen. Psychologie chronischer Krankheiten im Kindes- und Jugendalter. München: Psychologie Verlags Union: 40–75.

(21.) Bluebond-Langner, M. (1978): The Private Worlds of Dying Children. Princeton, New Jersey: Princeton University Press.

(22.) Bluebond-Langner, M.; DeCicco, A.; Nordquest Schwallie, M. (2012): Children's views of death. In: Goldmann, A.; Hain, R.; Liben, S. (ed.): Oxford Textbook of Palliative Care for Children. 2nd ed. New York: Oxford University Press: 68–77.

(23.) Kübler-Ross, E. (2000): Das innere Wissen der Kinder um den Tod und ihre Symbolsprache. Kinder und Tod. München: Droemersche Verlagsanstalt Th. Knaur: 165–87.

(24.) Schmitt, G. M. (1996): Selbsterleben und Krankheitsverarbeitung bei chronischen Erkrankungen im Kindes- und Jugendalter. In: Lehmkuh, G. (Hrsg.): Chronisch kranke Kinder und ihre Familien. München: Quintessenz: 65–76.

(25.) Kreicbergs, U.; Valdimarsdottir, U.; Onelov, E.; Henter, J. I.; Steineck, G. (2004): Talking about death with children who have severe malignant disease. N Engl J Med. Sep 16; 351 (12): 1175–86.
(26.) Slaughter, V.; Griffiths, M. (2007): Death understanding and fear of death in young children. Clin Child Psychol Psychiatry. Oct; 12 (4): 525–35.
(27.) Mukherjee, S. (2012): Der König aller Krankheiten. Krebs – eine Biografie. Köln: DuMont Buchverlag.
(28.) Wolfe, J.; Grier, H. E.; Klar, N.; Levin, S. B.; Ellenbogen, J. M.; Salem-Schatz, S. et al. (2000): Symptoms and suffering at the end of life in children with cancer. N Engl J Med. 2000 Feb 3; 342 (5): 326–33.
(29.) Wolfe, J.; Hammel, J. F.; Edwards, K. E.; Duncan, J.; Comeau, M.; Breyer, J. et al. (2008): Easing of suffering in children with cancer at the end of life: is care changing? J Clin Oncol. Apr 1; 26 (10): 1717–23.
(30.) Goldman, A.; Hewitt, M.; Collins, G. S.; Childs, M.; Hain, R. (2006): Symptoms in children/young people with progressive malignant disease: United Kingdom Children's Cancer Study Group/Paediatric Oncology Nurses Forum survey. Pediatrics. 2006 Jun; 117 (6): 1179–86.
(31.) Feudtner, C.; Kang, T. I.; Hexem, K. R.; Friedrichsdorf, S. J.; Osenga, K.; Siden, H. et al. (2011): Pediatric palliative care patients: a prospective multicenter cohort study. Pediatrics. Jun; 127 (6): 1094–101.
(32.) Hauer, J.; O'Brien, H. W. (2011): Neurological Diseases. In: Wolfe, J.; Hinds, P. S.; Sourkes, B. M. (ed.): Textbook of Interdisciplinary Pediatric Palliative Care. Philadelphia: 408–27.
(33.) Morell, E.; Wolfe, J.; Scheurer, M.; Thiagarajan, R.; Morin, C.; Beke, D. M. et al. (2012): Patterns of care at end of life in children with advanced heart disease. Arch Pediatr Adolesc Med. Aug; 166 (8): 745–8.
(34.) Tobler, D.; Greutmann, M.; Colman, J. M.; Greutmann-Yantiri, M.; Librach, L. S.; Kovacs, A. H. (2012): End-of-life care in hospitalized adults with complex congenital heart disease: care delayed, care denied. Palliative medicine. Jan; 26 (1): 72–9.
(35.) Blume, E. D.; Green, A. (2011): Advanced Heart Disease. In: Wolfe, J.; Hinds, P. S.; Sourkes, B. M. (ed.). Textbook of Interdisciplinary Pediatric Palliative Care. Philadelphia: Elsevier Saunders: 428–37.
(36.) Rellensmann, G. (2013): Besonderheiten der pädiatrischen Palliativversorgung bei besonderen Patientengruppen. Kardiologie. In: Zernikow, B. (Hrsg.): Palliativversorgung von Kindern Jugendlichen und jungen Erwachsenen. 2. Aufl. Heidelberg: Springer Verlag: 435–42.
(37.) Bieri, D.; Reeve, R. A.; Champion, G. D.; Addicoat, L.; Ziegler, J. B. (1990): The Faces Pain Scale for the self-assessment of the severity of pain experi-

enced by children: development, initial validation, and preliminary investigation for ratio scale properties. Pain. May; 41 (2): 139–50.

(38.) Hicks, C. L; von Baeyer, C. L.; Spafford, P. A.; van Korlaar, I.; Goodenough, B. (2001): The Faces Pain Scale-Revised: toward a common metric in pediatric pain measurement. Pain. Aug; 93 (2): 173–83.

(39.) Cignacco, E.; Mueller, R.; Hamers, J. P.; Gessler, P. (2004): Pain assessment in the neonate using the Bernese Pain Scale for Neonates. Early Hum Dev. Jul; 78 (2): 125–31.

(40.) Finke, W.; Dubbel, G.; Sittl, R. (2009): Postoperative Schmerztherapie. In: Zernikow, B. (Hrsg.): Schmerztherapie bei Kindern, Jugendlichen und jungen Erwachsenen. Heidelberg: Springer Verlag: 258–78.

(41.) Kleinknecht, M. (2007): Reliability and Validity of the German Language Version of the «NCCPC-R». Pflege. Apr; 20 (2): 93–102.

(42.) Petermann, R.; Noeker, M.; Bode, U. (1987): Formen der Anpassung an psychosoziale Belastungen bei der Familie. Psychologie chronischer Krankheiten im Kindes- und Jugendalter. München: Psychologie Verlags Union: 66–75.

(43.) Antonovsky, A. (1997): Salutogenese. Zur Entmystifizierung der Gesundheit. Tübingen: Deutsche Gesellschaft für Verhaltenstherapie.

(44.) Downman, T. H. (2008): Hope and hopelessness: theory and reality. J R Soc Med. Aug; 101 (8): 428–30.

(45.) Buck, P. S. (1950): The child who never grew. New York: Open Road Integrated Media.

(46.) Stelzer, T. (2014): Ihr behindert mich! Die Zeit: 16.01.2014: 13–15.

(47.) Eichenberger, U. (2005): Tag für Tag. Was unheilbar kranke Kinder bewegt. Zürich: Rüffer+Rub.

(48.) Hurst, F. (2014): Zwei Tage lang waren sie zu sechst. Frankfurter Allgemeine Zeitung: 04.01.2014.

(49.) Bogyi, G. (1996): Trauerarbeit in Familien mit einem chronisch kranken oder behinderten Kind. In: Lehmkuhl, G. (Hrsg.): Chronisch kranke Kinder und ihre Familien. München: Quintessenz: 256–74.

(50.) Wiese, A. (1999): Lebendiges vom Tod. Erfahrungen aus der Sterbe- und Trauerbegleitung. In: Hermann, U. (Hrsg.): Kinder sterben anders. Eine Hilfe für Betroffene. Gütersloh: Gütersloher Verlagshaus: 9–21.

(51.) Valentini, L. (2011): Schattenkinder. Leben mit kranken Geschwistern. [Abschlussarbeit].

(52.) Weggemans, M. (2010): Geschwister Tod. Leben mit einem schweren Verlust. München: Kösel-Verlag.

(53.) Penny, A. (2010): Childhood bereavement: the context and need for services. In: Monroe, B.; Kraus, F. (ed.). Brief interventions with bereaved children. 2nd ed. New York: Oxford University Press: 1–13.

(54.) Stroebe, M.; Schut, H. (1999): The Dual Process Model of Coping with Bereavement: Rationale and Description. Death Stud. Apr–May; 23 (3): 197–224.

(55.) Fanos, J. H.; Little, G. A.; Edwards, W. H. (2009): Candles in the snow: Ritual and memory for siblings of infants who died in the intensive care nursery. J Pediatr. Jun; 154 (6): 849–53.

(56.) Macleod, K. (2010): Seasons for Growth: a grief education programme helping children and young people deal with loss and change. In: Monroe, B.; Kraus, F. (ed.). Brief Interventions with Bereaved Children. 2 ed. New York: Oxford University Press: 161–69.

(57.) Oltjenbruns, K. A. (2001): Developmental context of childhood: Grief and regrief phenomena. In: Stroebe, M. S.; Hansson, R. O.; Stroebe, W.; Schut, H. (ed.) Handbook of Bereavement Research Consequences, Coping, and Care. 6st ed. Washington DC: American Psychological Association: 169–97.

(58.) Mörgeli, C.; Wunderlich, U. (2002): Über dem Grabe geboren. Kindsnöte in Medizin und Kunst. Bern: Benteli Verlag.

(59.) Schweizer, R.; Büchi, S.; Fauchère, J. C.; Mörgeli, H. P.; Jenewein, J. (2007): Was hilft Eltern bei der Bewältigung des Todes ihres extrem frühgeborenen Kindes? Eine qualitative Studie. Geburts Frauenheilk. 67: 1345–50.

(60.) Guon, J.; Wilfond, B. S.; Farlow, B.; Brazg, T.; Janvier, A. (2014): Our children are not a diagnosis: The experience of parents who continue their pregnancy after a prenatal diagnosis of Trisomy 13 or 18. Am J Med Genet A. Feb; 164 (2): 308–18.

(61.) Kübler-Ross, E. (2000): Spirituelle Aspekte des Umgangs mit sterbenden Kindern. Kinder und Tod. München: Droemersche Verlagsanstalt Th. Knaur: 262–92.

(62.) Buzzati, D. (1975): Il Cane Universale. Der Weltenhund. Lascia o Raddoppia. – Aufgeben oder verdoppeln. München: dtv: 82–93.

(63.) Ariès, P. (1999): Geschichte des Todes. 9. Aufl. München: dtv.

(64.) Rückert, F. (1993): Kindertodtenlieder. Frankfurt am Main: Insel Verlag.

(65.) Fried, E. (1979): Dich. Liebesgedichte. Berlin: Verlag Klaus Wagenbach: 10.

(66.) Freud, S. (1917): Trauer und Melancholie. Internationale Zeitschrift für Ärztliche Psychoanalyse. 4 (6): 288–301.

(67.) Kast, V. (2012): Träume als Wegweiser bei der Trauerarbeit. Trauern Phasen und Chancen des psychischen Prozesses. 34. Aufl. Freiburg i. Br.: Kreuz Verlag: 67–90.

(68.) Smeding, R.; Heitkönig-Wilp, M. (2010): Trauer erschliessen. Eine Tafel der Gezeiten. Wuppertal: Hospiz Verlag.

(69.) Young, C.; Dowling, T. (2012): What happens when we grieve? Parents and bereavement. Oxford: Oxford University Press: 7–28.

(70.) Smeding, R. E. W. (2010): Begleitung in Janus und Labyrinthzeit. Eine Einführung. In: Smeding, R. E.W.; Heitkönig-Wilp, M. (Hrsg.): Trauer erschliessen. Eine Tafel der Gezeiten. Wuppertal: Hospiz Verlag: 205–10.

(71.) Young, C.; Dowling, T. (2012): Anniversaries, bithdays, religios festivals, and fanuky celebrations. In: Young, C.; Dowling, T. (ed.): Parents and Bereavement. A Personal and Professional Exploration of grief. Oxford: Oxford University Press: 86–99.

(72.) Kegel, S. (2013): Ich bin verdammt auf die Insel der Trauer. Bislang sprach David Grossman nicht öffentlich über den Tod seines Sohnes – nun sagt er, was es bedeutet, ein Kind zu verlieren. Frankfurter Allgemeine Zeitung. Ausgabe 285; 40.

(73.) Bargenda, H.; Lammer, K.; Terjung, J. (2013): Kostbare Zeit – Was Eltern erleben, wenn ihr Kind stirbt. Göttingen: V & R unipress.

(74.) Smeding, R. E. W. (2010): Die Regenbogenzeit. Einführung. In: Smeding, R. E. W.; Heitkönig-Wilp, M. (Hrsg.): Trauer erschliessen Eine Tafel der Gezeiten. Wuppertal: Hospiz Verlag: 267–70.

(75.) Hooghe, A.; Neimeyer, R. A.; Rober, P. (2011): The complexity of couple communication in bereavement: an illustrative case study. Death Stud. Nov–Dec; 35 (10): 905–24.

(76.) Hooghe, A.; Neimeyer, R. A.; Rober, P. (2012): «Cycling around an emotional core of sadness»: Emotion regulation in a couple after the loss of a child. Qual Health Res. Sep; 22 (9): 1220–31.

(77.) Toller, P. W. (2008): Bereaved parent's negotiation of identity following the death of a child. Communication Studies. 59 (4): 306–21.

(78.) Lammer, K. (2013): Die Trauer um das eigene Kind. Wissenschaftliche Reflexion über Elternbericht. In: Bargenda, H.; Lammer, K.; Terjung, J. (Hrsg.): Kostbare Zeit – Was Eltern erleben, wenn ihr Kind stirbt. Göttingen: V & R unipress: 135–77.

(79.) Datson, S. L.; Marwit, S. J. (1997): Personality constructs and perceived presence of deceased loved ones. Death Stud. Mar–Apr; 21 (2): 131–46.

(80.) Kachler, R. (2005): Meine Trauer wird dich finden. Ein neuer Ansatz in der Trauerarbeit. Stuttgart: Kreuz Verlag.

(81.) Freud, S.; Binswanger, L. (1992): Briefwechsel 1908–1938. In: Fichtner, G. (Hrsg.): Frankfurt a. M.: Fischer.

(82.) Stroebe, M. S.; Hansson, R. O.; Stroebe, W.; Schut, H. (2010): Introduction: concepts and issues in contemporary research on bereavement. In: Stroebe,

M. S.; Hansson R. O.; Stroebe, W.; Schut, H. (ed.): Handbook of Bereavement Research Consequences, Coping, and Care. Washington DC: American Psychology Association. 3–22.

(83.) Domin, H. (2008): Nicht müde werden. Gesammelte Gedichte. 12. Aufl. Frankfurt a. M.: S. Fischer Verlag: 294.

Andere Buchhinweise

Fachbücher

Chochinov, H.M. (2012): Dignity Therapy: Final Words for Final Days. Oxford: Oxford University Press.

Goldman, A.; Hain, R.; Liben, S. (ed.) (2012): Oxford Textbook of Palliative Care for Children. 2nd ed. Oxford: Oxford University Press.

Monroe, B.; Kraus, F. (ed.) (2010): Brief Interventions with Bereaved Children. 2nd ed. Oxford: Oxford University Press.

Smeding, R.E.W. (2010): Trauer erschließen. Eine Tafel der Gezeiten. Wuppertal: Hospiz Verlag.

Wolfe, J.; Hinds, P.S.; Sourkes, B.M. (ed.) (2011): Textbook of Interdisciplinary Pediatric Palliative Care. Philadelphia: Elsevier Saunder.

Young, C.; Dowling, T. (2012): Parents and Bereavement. A Personal and Professional Exploration of Grief. Oxford: Oxford University Press.

Zernikow, B. (Hrsg.) (2013): Palliativversorgung von Kindern, Jugendlichen und jungen Erwachsenen. 2. Aufl. Heidelberg: Springer Medizin Verlag.

Buchempfehlungen für Erwachsene

Sachbücher

Borasio, G.D. (2012): Über das Sterben. Was wir wissen. Was wir tun können. Wie wir uns darauf einstellen. München: C.H. Beck.

Der Palliativmediziner, ursprünglich aus München, seit einigen Jahren Lehrstuhlinhaber in Lausanne, beleuchtet Palliative Care und das Sterben von Erwachsenen und gibt einen sehr guten Einblick in Palliative Care und ihre Entwicklungen. Gut geschrieben, gut zu lesen, ein guter Einstieg für alle, die mehr über Palliative Care wissen möchten.

Eichenberger, U. (2005): Tag für Tag. Was unheilbar kranke Kinder bewegt. Zürich: Rüffer+Rub Sachbuchverlag.
Ursula Eichenberger, Journalistin, porträtiert in diesem Buch den Alltag sechs schwerkranker Kinder mit unterschiedlichen Diagnosen. Sie führt lange Gespräche mit ihnen, begleitet sie auf ihren Wegen und nimmt so Einsicht in die Welt dieser Kinder, die um ihre Diagnose und die vielleicht damit verbundene Hoffnungslosigkeit wissen. Sie vermittelt damit kein Bild der Trostlosigkeit sondern auch der kleinen Freuden, Hoffnungen und Träume. Illustriert ist das Buch mit sehr schönen und feinfühligen schwarz-weiss Fotografien von Vera Markus.

Finger, G. (1998): Mit Kindern trauern. Zürich: Kreuz Verlag.
Dieses Buch geht vertieft auf die Auseinandersetzung von Kindern mit dem Tod ein. Hilfreiche Lektüre für Eltern, aber auch Kindergärtnerinnen und Lehrer, die sich mit der Thematik befassen möchten.

Kachler, R. (2005): Meine Trauer wird dich finden. Ein neuer Ansatz in der Trauerarbeit. Stuttgart: Kreuz Verlag.
Roland Kachler schreibt als Psychotherapeut und selbst betroffener Vater, der seinen 16-jährigen Sohn durch einen Verkehrsunfall verloren hat, über die Erlebnisse von Trauernden. Beispiele dazu sind: die Gestaltung der Nähe, Liebe und Bindung zum verstorbenen Kind, die Suche nach dem Kind und Umgang mit der Verletzlichkeit des Trauernden.

Kachler, R. (2009): Meine Trauer geht – und du bleibst. Wie der Trauerweg beendet werden kann. Stuttgart: Kreuz Verlag.
Hierin beschreibt Kachler einen möglichen Weg zum Abschied von der Trauer.

Kübler-Ross, E. (2000): Kinder und Tod. München: Knaur Verlag.
Dieses Buch ist ein «Klassiker», wenn auch nicht (mehr) unbedingt ein sehr hilfreiches oder übersichtlich gestaltetes Buch.

Müller, M.; Schnegg, M. (1999): Unwiederbringlich – Vom Sinn der Trauer. Hilfen bei Verlust und Tod. Freiburg: Herder Spektrum.
Ein sehr feinfühlig geschriebenes Buch über die verschiedenen Aspekte der Trauer.

Raimbault, G. (1997): Trauernde Eltern. Isadora Duncan, Sigmund Freud, Gustav Mahler, Eric Clapton – Wie sie den Tod eines Kindes erlebten. Berlin: Argon Verlag.
Raimbault, eine Psychoanalytikerin, nähert sich dem Thema Sterben und Tod aus einer ganz anderen Richtung. Sie berichtet über den Verlust eines Kindes berühmter Persönlichkeiten des 19. und 20. Jahrhunderts. Es wird deutlich wie sehr die Trauer um ein verstorbenes Kind das Denken und Empfinden von Eltern und damit ihre Sicht auf die Welt und sich selbst verändert.

Rinpoche, S. (2009): Das Tibetische Buch vom Leben und vom Sterben. 7. Aufl. Frankfurt a. M.: Fischer Taschenbuch Verlag.

Ein tibetischer Meditationsmeister zeigt einen ganz anderen Weg der Begegnung und der Auseinandersetzung mit dem eigenen Tod und dem des anderen auf.

Specht-Tomann, M.; Tropper D. (2000): Wir nehmen Abschied jetzt. Kinder und Jugendliche begegnen Sterben und Tod. Düsseldorf: Patmos Verlag.
Ein Buch, das einen guten Einblick in die Gedankenwelt des Kindes in Bezug auf Sterben und Tod gibt.

Specht-Tomann, M.; Tropper D. (2001): Zeit zu trauern. Kinder und Erwachsene verstehen und begleiten. Düsseldorf: Patmos Verlag.
Ein umfassendes Buch, was allgemeine und historische Gesichtspunkte der Trauer zeigt. Neben der Trauer von Kindern gehen die Autorinnen auch auf die Trauer von Erwachsenen ein.

Tausch-Flammer, D.; Bickel, L. (2012): Wenn Kinder nach dem Sterben fragen. Ein Begleitbuch für Kinder, Eltern und Erzieher. 12. Aufl. Freiburg: Herder Verlag.
Dieses gut verständlich geschriebene Buch besteht aus zwei Teilen, einen für Erwachsene, der einen Einblick in die Vorstellungswelt des Kindes gibt und einen für Kinder, der Ideen für die spielerische Auseinandersetzung mit Tod und Trauer für Kinder ab 5 Jahren gibt. Dieser Teil könnte Kindergärtnerinnen oder Lehrerinnen helfen, die Themen Sterben und Tod zu besprechen.

Weggemans, M. (2010): Geschwister Tod. Leben mit einem schweren Verlust. München: Kösel-Verlag.
Minke Weggemans, Sozialarbeiterin, Theologin, Sozialwissenschaftlerin und Therapeutin geht in diesem Buch auf die verschiedenen Aspekte des Verlustes eines Geschwisters ein. Nicht nur aus der Sicht von Kindern, sondern auch aus der von Erwachsenen. In den Niederlanden wurde dieses Buch mit dem Originaltitel «Broederziel alleen?» zum Bestseller.

Young, C.; Dowling, T. (2012): Parents and Bereavement. A Personal and Professional Exploration of Grief. Oxford: Oxford University Press.
Dieses Buch beleuchtet sehr transparent und gut verständlich die Perspektive einer betroffenen Mutter und einer Fachperson, die im Kinderhospiz Helen and Douglas House in Oxford, Kinder, Jugendliche, junge Erwachsene und deren Familien begleitet. Es geht in Richtung eines Fachbuches, ist deshalb auch hier aufgeführt.

Belletristik

Albom, M. (2002): Dienstags bei Morrie: Die Lehre eines Lebens. München: Goldman Verlag.
Eine wahre Geschichte über eine Begegnung des Soziologieprofessors Morrie Schwartz, der an amyotropher Lateralsklerose erkrankt (eine unheilbare, zum

Tode führende neurologische Erkrankung), und seinem ehemaligen Studenten, Mitch Albom, dessen Coach er einmal gewesen ist. Sie treffen sich dienstags – wie früher – und führen Gespräche, die die Nähe des Todes einbeziehen, wodurch dieser seine Bedrohlichkeit verliert.

Gaarder, J. (1996): Durch einen Spiegel, in einem dunklen Wort. München: Hanser Verlag.

Cecilie, ein 15-jähriges schwerkrankes und bettlägerig gewordenes Mädchen schließt einen Pakt mit dem Engel Ariel, der sie in ihren letzten Lebenswochen jede Nacht besucht. Sie erklärt ihm die Welt des Menschen und er führt sie dafür in die Welt des Kosmos ein, wohin er sie schließlich auf ihre letzte Reise mitnimmt.

Lewis, C. S. (1994): A Grief Observed. New York: Harper Collins.

Lewis, ein bekannter Schriftsteller des letzten Jahrhunderts beschreibt in diesem Büchlein in einer sehr feinfühligen Art seine Trauer um seine Frau. Ein Buch das auch Trost spendet.

Rückert, F. (1993): Kindertodtenlieder. Frankfurt a. M.: Insel Taschenbuch.

Friedrich Rückert und seine Frau Luise verloren zwei ihrer Kinder. Beide Eltern versuchten auf unterschiedlichen Wegen, ihre Trauer zu verarbeiten. Friedrich Rückert schrieb Gedichte, fünf wurden von Gustav Mahler vertont.

Schmitt, E.-E. (2003): Oskar und die Dame in Rosa. Zürich: Ammann Verlag.

Der 10-jährige Oskar erkrankt an Leukämie und schreibt einen Brief an den lieben Gott. Er hat bereits mehrere Therapien inklusive einer Knochenmarktransplantation hinter sich. Niemand scheint mit ihm über seine Krankheit zu reden; sein Krankheitsstadium kann er jedoch an den Gesichtern und Reaktionen der Ärzte, Pflegenden und sogar des Reinigungspersonals ablesen. Schließlich befreundet er sich mit einer älteren «Rosa Dame» wie Freiwillige dieses Spitals genannt werden. «Oma Rosa, ich hab das Gefühl, dass niemand mir sagen will, dass ich sterben muss.»

Signol, C. (2011): Wenn die Christrose blüht. Stuttgart: Verlag Urachhaus.

Ein Buch über einen an Leukämie erkrankten Jungen aus Paris, der zu seinen Großeltern aufs Land flüchtet, um von ihnen und vor allem von seinem Großvater, während der zum Tod führenden Krankheit, begleitet und gestützt zu werden.

Thomése, P. F. (2004): Schattenkind. Berlin: Berlin Verlag.

Der niederländische Schriftsteller Thomése beschreibt die Bilder und Wahrnehmungen seiner Trauer um den Tod seiner nur wenige Monate alt gewordenen Tochter. Seine Sprache, sein Tasten nach dem was Trauer sein kann, was Trauer mit dem Trauernden macht ist berührend, prägnant und manchmal auch tröstlich.

«Dann ist da noch etwas. Das sprachliche Problem, das Problem der Mitteilbarkeit. Man weiß es, aber man weiß nicht, wie man es ausdrücken soll. Ver-

gebens tastet die Zunge den Gaumen ab. Alle Worte die man vorfindet, scheinen erborgt, nicht anwendbar. Es gibt nichts ‹Vergleichbares›. Keine Beispiele zur Nachahmung.»

Bildband

Zahnd Legnazzi, E. (2009): Chiara – Eine Reise ins Licht. Zürich: Scheidegger & Spiess.

Eine Künstlerin porträtiert in diesem Buch die Krankheit und den langsamen Abschied ihrer Tochter, die im Alter von sechs Jahren an einem Hirntumor erkrankte. Im Nachwort schreibt Thomas Macho (Kulturwissenschaftler und Philosoph) aus Berlin sehr schön: «Sichtbar wird der Blick, der kein Gegenüber mehr findet.» Neben den sehr zarten Porträts ihrer Tochter stehen unscharfe, lichtvolle Bilder, Verschwommenes; – ein Hinweis auf den Verlust der Sinne, der Verschiebung der Wahrnehmung des Sterbenden.

Buchempfehlungen für Kinder und Jugendliche

Kleinkinder und Kindergartenalter

Fried, A.; Gleich, J. (1997): Hat Opa einen Anzug an? 14. Aufl. München: Carl Hanser Verlag.

Brunos Großvater ist gestorben. Die Großen sagen «Opa ist von uns gegangen.» Das ist nicht zu verstehen, denn er lag doch da. – Bruno wartet gespannt auf die Beerdigung, was da wohl geschieht? Wohin ist sein Großvater gegangen, – in den Himmel, wo er ihn doch im Sarg gesehen hatte? – eine schöne Beschreibung und Annäherung an die Trauer, die Bruno schließlich empfindet. Die Bilder sind vielleicht etwas düster, aber sie stimmen mit Brunos Stimmungen überein.

Øyen, W.; Kaldhol, M. (2013): Abschied von Rune. (Erstausgabe 1987) Hamburg: Ellermann im Dressler Verlag.

Die Geschichte von einer großen Kinderfreundschaft. Rune ertrinkt beim gemeinsamen Spiel im Wasser. Die Gefährlichkeit des Wassers und die tiefe Trauer um den Verlust der besten Freundin werden deutlich, aber behutsam dargestellt.

Saalfrank, H.; Goede, E. (2013): Abschied von der kleinen Raupe. 18. Aufl. Würzburg: Echter Verlag.

Zwei Freunde, Schmatz – eine Raupe und Schmierle – eine Schnecke, verbringen eine gute und lustige Zeit miteinander bis die Raupe Schmatz eines Abends bei ihrem Abschied sagt, sie fühle sich komisch. Schmierle denkt sich nichts dabei, ist aber überrascht und erschrocken, da Schmatz auf ihr Rufen am Morgen nicht reagiert.

Varley, S. (2012): Leb wohl, lieber Dachs. (Erstausgabe 1984) Berlin: Annette Betz Verlag.

Der Dachs war immer zur Stelle gewesen, wenn eines der Tiere ihn brauchte. Den Frosch hatte er Schlittschuh laufen gelehrt, den Fuchs Krawattenknoten schlingen, und Frau Kaninchen hatte von ihm sein Spezialrezept für Lebkuchen bekommen. Die Tiere reden oft von der Zeit, als Dachs noch lebte. Und mit dem letzten Schnee schmilzt auch ihre Traurigkeit dahin. Es bleibt die Erinnerung an Dachs, die sie wie einen Schatz hüten. (Buchrückentext)

Velthuijs, M. (2009): Was ist das? fragt der Frosch. (Erstausgabe 1992) Weinheim: Beltz & Gelberg.

Eine wunderschöne Beschreibung der Erkenntnis, was der Tod ist und wie Kinder ohne Angst dem Tod begegnen können – so wie die Tiere, die sich mit dem Tod der Amsel vertraut machen.

Weitze, M.; Battu, E. (2013): Wie der kleine rosa Elefant einmal sehr traurig war und wie es ihm wieder gut ging. 9. Aufl. Zürich: Bohem Press.

Abschied, auch wenn er nicht für immer ist, kann unendlich traurig machen. Der Umgang damit ist in diesem Buch ausgesprochen liebevoll beschrieben und bebildert.

Schulkinder

Bley, A. (2005): Und was kommt nach tausend? Ravensburg: Ravensburger Buchverlag.

Lisas Großvater ist gestorben. Er war ein ganz wichtiger Mensch für Lisa, durch ihn hat sie das Zählen gelernt, erfahren was Indianer mit ihren Toten machen. Als Großvater Otto stirbt, kehrt große Traurigkeit und Stille ein. Mit ihrer Großmutter lernt sie, mit ihrer Traurigkeit umzugehen. – Ein wunderschönes und zärtliches Buch.

Damm, A. (2012): Kiki. München: Carl Hanser Verlag.

Eine wunderschöne Freundschaftsgeschichte von zwei Schulmädchen, Antje und Kiki. Beide sind neun Jahre alt. Antje ist neu zugezogen und unglücklich über alles, was sich verändert hat. An einem Sonntag wird sie Kiki kennenlernen, die ihr Leben verändert. Zum ersten Mal scheint eine richtig dicke Freundschaft zu entstehen. Die beiden erleben Tolles und Verbindendes; bis Kiki von einem Mofa angefahren wird und an den Folgen des Unfalls stirbt.

Nilson, U.; Eriksson, E. (2006): Die besten Beerdigungen der Welt. Frankfurt a. M.: Moritz Verlag.
«Die ganze Welt ist voll von Toten» sagt Ester und an diesem Tag gründet sie zusammen mit anderen Kindern aus der Nachbarschaft die Firma Beerdigungen AG. Sie ziehen umher und beerdigen die toten Tiere der Umgebung hingebungsvoll. Ein köstliches Buch.

Stalfelt, P. (2013): Und was kommt dann? Ein Kinderbuch vom Tod. 11. Aufl. Frankfurt a. M.: Moritz Verlag.
Ein lustig-komisches Buch über den Tod, das fast an einen Comic erinnert. Es nimmt damit etwas von der Ehrfurcht und Sprachlosigkeit.

Wiegel, S.; Efinger-Keller, R. (2012): Für immer in meinem Herzen. Das Trauer- und Erinnerungsalbum für Kinder. 3. Aufl. Ostfildern: Patmos Verlag.
Wie der Titel sagt, ein Buch für Erinnerungen – es könnte auch dazu anstoßen, selbst ein Buch zu gestalten.

Jugendliche

Green, J. (2012): Das Schicksal ist ein mieser Verräter. Carl Hanser Verlag, München. ISBN 978-3-446-24009-4.
Hazel, eine 16-jährige mit Knochenkrebs begegnet Augustus – Gus – in einer Selbsthilfegruppe, zu der sie von ihrer Mutter fast «genötigt» wird. Zwischen den beiden entwickelt sich eine intensive Freundschaft und Liebe, die nur auf kurze Zeit angelegt ist. Sie sind sich beide ihres unvermeidlichen Todes bewusst. Aber die Liebe lohnt sich und sie feiern das Leben bis zum letzten Tag.

Nicholls, S. (2008): Wie man unsterblich wird. Jede Minute zählt. Carl Hanser Verlag, München. ISBN 978-3-446-23047-7
Sam ist elf Jahre alt und hat Leukämie. Er weiß, dass er sterben wird. Er stellt sich zahlreiche Fragen, macht Pläne und sucht vor allem Antworten. Ein bewegendes und manchmal sogar komisches Buch.

Nützliche Angaben und Links

Deutschland

- Bundesverband Kinderhospiz e. V.:
  www.bundesverband-kinderhospiz.de
- Deutscher Kinderhospizverein:
  www.deutscher-kinderhospizverein.de
- Kinderpalliativzentrum Datteln und Kinderklinik Datteln mit einem in Deutschland einzigartigen Angebot zur Schmerzbehandlung von Kindern
  www.kinderpalliativzentrum.de,
  www.deutsches-kinderschmerzzentrum.de

Schweiz

- Kompetenzzentrum Pädiatrische Palliative Care, Kinderspital Zürich:
  http://www.kispi.uzh.ch/Kinderspital/Medizin/PalliativeCare_de.html
- Schweizer Palliativstiftung für Kinder und junge Erwachsene:
  www.pro-pallium.ch
- Freiwilligen Organisation zur Begleitung und Unterstützung von Familien mit einem krebskranken Kind:
  www.onkofamilycare.ch

- Fachstelle Fehlgeburt und perinataler Kindstod: **www.fpk.ch**.
  Dort auch Literaturangaben für Familien und Kinder. Unter anderem eine Broschüre «Trauernde Geschwister. Orientierung und Unterstützung zum Begleiten von Kindern beim frühen Tod eines Babys».

- Herzensbilder **www.herzensbilder.ch** schickt Profi-Fotografen zu Familien mit schwerkranken, schwerbehinderten oder viel zu früh geborenen Kindern, um ihnen wunderschöne Familienbilder zu schenken.

- Für Geschwister, die eine Schwester/einen Bruder verlieren werden oder verloren haben. Eine Initiative und Plattform eines Mädchens, der genau dies passiert ist:
  www.sternenkinder-geschwister.ch

- Für Großeltern deren Enkelkind schwer erkrankt oder gestorben ist – eine Begegnungsplattform:
  www.sternenkinder-grosseltern.ch

- Sternschnuppe – eine Stiftung, die es sich zum Ziel gesetzt hat, Freude und Abwechslung in das Leben von Kindern und Jugendlichen (bis 18 Jahre) zu bringen, die mit einer Krankheit, Behinderung oder mit den Folgen einer schweren Verletzung leben. Dazu können auch letzte Wünsche gehören:
  www.sternschnuppe.ch

- Fachgesellschaft für Palliative Care:
  www.palliative.ch

Englischsprachiges Ausland

- Programm für trauernde Kinder, Jugendliche und Erwachsene in England, Irland, Neuseeland und Australien. Es orientiert sich an dem von William Worden entwickelten Modell der Trauerarbeit, das mit den vier Jahreszeiten verglichen wird: **www.seasonsforgrowth.co.uk**
- Eine 1992 in England gegründete Organisation, die Kindern, Jugendlichen, jungen Erwachsenen und deren Familien Unterstützung anbietet: **www.winstonswish.org.uk**
- The Compassionate Friends, eine Selbsthilfeorganisation in England, für Familien und Geschwisterkinder, gegründet 1969: **www.tfc.org.uk**

Buchhintergrund

Eva Bergsträsser. Dr. med., geb. 1963, lebt in Zürich. Sie ist Leitende Ärztin für Onkologie und Pädiatrische Palliative Care am Universitäts-Kinderspital Zürich – Eleonorenstiftung. Sie befasst sich seit vielen Jahren mit der Thematik unheilbarer Krankheiten bei Kindern und nimmt in der Schweiz eine Vorreiterrolle für die Pädiatrische Palliative Care ein. Sie hat eine Vielzahl wissenschaftlicher Artikel publiziert, forscht und lehrt in diesem Bereich.

E-Mail: eva.bergstraesser@kispi.uzh.ch

Moni Guler. Illustrierte als Fotografin das vorliegende Buch. Sie ist Mutter von drei Kindern, lebt in Zürich und fotografiert leidenschaftlich gerne. Durch ihre Vergangenheit ist sie mit der Organisation Onko Family Care verbunden und organisiert regelmäßig Spendenanlässe.

E-Mail: moni.guler@bluewin.ch

Sachwortregister